AF474343

Corbeil. — Typogr. et stér. de Crété.

LE

NON-RESTRAINT

OU

DE L'ABOLITION DES MOYENS COERCITIFS

DANS LE TRAITEMENT DE LA FOLIE

SUIVI DE

CONSIDÉRATIONS SUR LES CAUSES DE LA PROGRESSION

DANS LE NOMBRE DES ALIÉNÉS ADMIS DANS LES ASILES

PAR

M. LE DOCTEUR MOREL

Médecin en chef de l'Asile de Saint-Yon (Seine-Inférieure)

Restraints and neglect may be considered as synonymous.
(Conolly, *On the Treatment of the Insane.*)

PARIS

VICTOR MASSON ET FILS

PLACE DE L'ÉCOLE DE MÉDECINE

—

1860

A

MONSIEUR LE BARON ERNEST LEROY

Grand Officier de l'ordre impérial de la Légion d'honneur, Sénateur, et Préfet de la Seine-Inférieure.

MONSIEUR LE SÉNATEUR-PRÉFET,

C'est en juillet 1858 que, sur la proposition de la Commission de surveillance de l'asile de Saint-Yon, vous avez autorisé mon voyage en Angleterre. Le but de mon excursion était d'étudier les procédés au moyen desquels les médecins anglais sont parvenus à ne plus se servir des moyens dits de *coërcition* dans le traitement des aliénés.

Vous avez pensé, avec les hommes dévoués qui composent notre Comité de surveillance, que l'impression de mon rapport sur cette importante question pourrait servir les intérêts de la science et de l'humanité, et Son Excellence M. le Ministre de l'intérieur a bien voulu donner son approbation à cette mesure.

Tout me faisait un devoir, monsieur le Sénateur-Préfet, de vous dédier ce travail.

Votre constante sollicitude pour le bien-être de nos malades et pour l'avenir de nos asiles dans la Seine-Inférieure, votre bienveillance à l'égard de ceux qui consacrent leur existence à ces infortunés, vous ont acquis, de longue date, de justes droits à la reconnaissance des familles, et à notre gratitude en particulier.

Je suis avec un profond respect, Monsieur le Sénateur-Préfet, votre très-humble et très-obéissant serviteur,

MOREL,

Médecin en chef de l'Asile de Saint-Yon.

ROUEN, le 1er septembre 1860.

AVANT-PROPOS

Le travail que je publie sur la valeur et le mode de fonctionnement du système de traitement désigné en Angleterre sous le terme de *non-restraint*, n'est pas seulement d'un intérêt local. Les questions qui y sont traitées intéressent au même titre, et je crois devoir ajouter au plus haut degré, tous les établissements consacrés à l'aliénation mentale, soit en France, soit à l'étranger.

La Commission de surveillance de l'asile de Saint-Yon l'a parfaitement compris, et c'est surtout dans un but d'utilité générale qu'elle a demandé l'impression du rapport que je lui ai lu sur mon voyage en Angleterre (1).

Depuis longtemps déjà le département de la Seine-Inférieure a, des premiers, tenu à honneur d'encourager les recherches dirigées vers l'amélioration du sort des aliénés, et de faciliter les études entreprises dans un but aussi louable. En 1848, alors qu'il s'agissait de former dans notre département un asile spécialement consacré aux aliénés hommes, M. le docteur Parchappe, médecin en chef de Saint-Yon, recevait la mission de

(1) Les membres de la Commission de surveillance des Asiles de Saint-Yon et Quatremares-Saint-Yon, sont, en suivant l'ordre de leur entrée en fonctions, MM. Persac, juge de paix, Lemarchant, rentier, Grouet, curé de Sainte-Madeleine et président de la Commission, Bourdel, ancien filateur, Baudry, rentier, Fleury, curé de Sotteville, et J. Rondeaux, ancien député et ancien membre du Conseil général.

visiter les principaux asiles du Royaume-Uni. Les résultats du voyage scientifique et administratif de M. l'inspecteur général Parchappe sont consignés dans son important ouvrage, *Des principes à suivre dans la fondation et la construction des asiles d'aliénés* (Paris, 1849).

En 1853, une commission composée de M. Deboutteville, directeur de l'asile de Saint-Yon, Mérielle, médecin en chef, Démarest, architecte du département, et Delcourt, chef de division de la Préfecture, était également chargée, par M. le baron Ernest Leroy, d'étudier l'organisation architecturale et administrative des asiles anglais.

Enfin le but de mon voyage en 1858 a été d'examiner une question, plus limitée en apparence, mais qui touche cependant aux intérêts les plus complexes de la bonne organisation intérieure des asiles. Je veux parler de la suppression des moyens coërcitifs employés à l'égard des aliénés. On sait que ce système a été le sujet de grandes contestations. Son principal promoteur, l'honorable docteur Conolly, ancien médecin en chef de l'asile de Hanwell, a eu néanmoins, grâce à ses efforts persévérants, le bonheur de triompher de tous les obstacles que rencontrait une réforme aussi radicale. Toutefois, malgré les nombreuses dissertations auxquelles la méthode dite du *non-restraint* a donné lieu, il me paraît à peu près certain que ce système n'est pas suffisamment connu dans son principe, ni convenablement apprécié dans ses diverses conséquences, par la généralité des médecins aliénistes du continent.

C'est là le motif qui m'a engagé à publier le résultat de mes propres impressions, et je ne puis mieux faire que de soumettre ce travail au jugement de mes honorables collègues. J'ai eu soin d'ailleurs d'en référer préliminairement à leurs avis ; et l'on verra par les lettres que je publie dans cet opuscule quelle est en France la situation des esprits relativement à la question que j'agite. Je livre donc sans crainte à la publicité un travail qui a tous les caractères d'une œuvre collective et souhaite qu'il contribue à provoquer de nouvelles améliorations.

Serait-il vrai maintenant, ainsi que me l'ont donné à entendre plusieurs médecins aliénistes, que la réforme opérée par Pinel et par ses successeurs ait réalisé tout ce qu'il était permis d'en attendre, et que vouloir exiger davantage serait peut-être compromettre ce qui a été obtenu dans cette période, que l'on peut, avec une certaine justesse, appeler période de philanthropie !

Il faut convenir que c'est là une question délicate et qui peut être résolue diversement selon l'opinion de chacun et les améliorations qu'il a été possible de réaliser dans nos asiles. J'ai cependant peine à croire qu'il ne reste plus rien à faire dans ce sens, et bien des personnes croient avec moi que la confiance aux moyens coërcitifs est encore excessive dans plusieurs de nos établissements. C'est là, du reste, une conviction qui ressortira de mon travail.

Mais, en admettant que la période de philanthropie soit épuisée en ce qui concerne ses applications, on ne saurait nier qu'il ne reste bien des choses à faire au point de vue scientifique. Aux progrès de la science se rattache d'ailleurs l'organisation intérieure de nos asiles ; c'est là chose facile à démontrer.

En effet, malgré les améliorations obtenues, nous en sommes tous à signaler une situation pleine de périls à raison de l'augmentation progressive des aliénés dans nos asiles. A quoi tient cette progression qui tend incessamment à rompre l'équilibre de l'organisation disciplinaire et économique de nos établissements, à rendre infructueux les résultats obtenus pour amener la sédation de nos malades, à paralyser les tentatives essayées pour leur épargner l'application des moyens coërcitifs, et, enfin, à fausser les éléments d'une bonne classification des aliénés?

Les causes qui produisent la folie ont-elles donc réellement acquis en ces derniers temps une intensité plus grande ; ou bien la bienveillance des administrations locales a-t-elle ouvert une porte trop large à une foule de malades infirmes de corps et d'esprit, imbéciles, idiots ou déments qui pourraient être soignés sans danger dans leurs familles? Si les causes de la folie s'étendent et se compliquent d'éléments nouveaux en rapport avec notre état social, quelles sont les conséquences en ce qui regarde les formes actuelles de l'aliénation, la nature des tendances particulières à ces sortes de malades, ainsi que la manière de classer les diverses catégories d'aliénés? Le nombre des asiles est-il insuffisant et leurs conditions architecturales doivent-elles être modifiées, eu égard à l'augmentation des aliénés de notre époque et aux formes spéciales de leurs affections? Quel est enfin, en cet état de choses, le rôle que les médecins d'aliénés sont appelés à remplir au dedans et au dehors des hospices où s'exerce leur zèle?

Voilà les principales questions subsidiaires que je me suis posées et dont j'ai cru devoir faire le complément de ces études sur le *non-restraint*.

Je n'ai ni la prétention, ni la mission de les résoudre toutes; mais j'apporte mon faible contingent à l'administration et à la science en signalant ce que je crois utile et possible. Quant aux destinées finales de nos asiles, je me rassure en pensant qu'elles sont sauvegardées par nos institutions et par la valeur personnelle des hommes chargés de les surveiller et de les administrer.

L'auteur de ce travail ne réclame en tout ceci que la bien modeste part à laquelle peut légitimement prétendre tout médecin qui s'occupe des intérêts de l'humanité, et contribue à ses progrès par la publication de ses propres idées ou de celles qui ont cours dans la science. La satisfaction la plus pure qu'il puisse éprouver, c'est d'être l'interprète des sentiments qui nous animent tous pour le bien de la chose commune.

MOREL,

Médecin en chef de l'Asile de Saint-Yon.

ROUEN, 1er septembre 1860.

RAPPORT

SUR UN VOYAGE ACCOMPLI EN ANGLETERRE

DANS LE BUT D'ÉTUDIER

LA MÉTHODE DE NON-COERCITION

DÉSIGNÉE SOUS LE NOM DE **NON-RESTRAINT**

PAR

M. LE DR MOREL

MÉDECIN EN CHEF DE L'ASILE DE SAINT-YON.

A MESSIEURS LES MEMBRES DE LA COMMISSION DE SURVEILLANCE.

C'est au mois de juillet 1858 que vous avez bien voulu appuyer auprès de M. le Sénateur préfet de la Seine-Inférieure ma proposition d'aller étudier en Angleterre l'application d'un système connu sous le nom de *Non-Restraint*. Ce système consiste à ne plus employer à l'égard des aliénés les anciens moyens de coërcition, y compris celui qui est encore en usage parmi nous et qui est désigné sous le nom de Camisole de force. Monsieur le baron Ernest Leroy avait déjà, en 1853, accrédité la mission accomplie en Angleterre par MM. Debouteville, directeur de Saint-Yon, Mérielle, médecin, et Démarest, architecte, dans le but d'étudier l'organisation administrative, médicale et architecturale des asiles anglais. En 1858, monsieur le Sénateur préfet de la Seine-Inférieure, accédant à vos vœux et aux miens, a bien voulu donner une nouvelle preuve de son intérêt pour les progrès de la science médicale en autorisant mon voyage en Angleterre. Je crois donc, Messieurs, accomplir un devoir impérieux en vous rendant compte de ma mission, et en vous entretenant de l'état actuel de notre asile.

Parti pour l'Angleterre le 20 septembre 1858, je suis revenu le 12 octobre de la même année, et j'ai fait tous mes efforts pour utiliser, le mieux qu'il m'a été possible, le temps si court dont je pouvais disposer. J'ai visité plusieurs des grands établissements d'aliénés d'Angleterre ainsi que des maisons de santé particulières. J'ai même cherché à acquérir, dans les prisons et maisons de correction, une idée du système moralisateur des Anglais, car il est constant que les réformes qui ont trait à l'amélioration de l'homme ne sont pas des choses isolées. Tout se tient et s'enchaîne dans cet admirable mouvement qui entraîne aujourd'hui non-seulement le Royaume-Uni, mais toutes les nations européennes, vers le perfectionnement de leurs institutions sociales et hospitalières. Vous ne serez donc nullement étonnés, Messieurs, de me voir, à propos de cette simple appréciation du *Non-Restraint*, entrer, d'une manière un peu plus intime que ne semble le comporter mon sujet, dans l'importante question de l'organisation actuelle et de l'avenir de nos asiles.

J'ai eu l'honneur, Messieurs, de vous faire déjà plusieurs communications orales à propos de mon voyage en Angleterre, mais j'ai cru devoir vous prévenir aussi, qu'avant de vous lire un document officiel sur ce sujet, je tenais à me mettre en rapport avec mes collègues, les médecins d'aliénés en France. Il m'importait de savoir quels étaient les progrès qu'il leur avait été possible d'accomplir dans leurs propres asiles, en ce qui concernait les moyens de restriction employés à l'égard des aliénés soumis à leurs soins. Je tenais pareillement à connaître leurs opinions sur la possibilité de réaliser en France le système du *non-restraint*. Enfin j'avais résolu, en ce qui me regardait personnellement, d'opérer quelques réformes indispensables dans l'asile de Saint-Yon, et de voir jusqu'à quel point il serait possible de réussir dans l'abolition progressive des moyens de contrainte employés encore dans notre asile. Vous n'attribuerez donc le retard que j'ai mis à entrer en communication avec vous d'une manière plus complète, qu'au vif désir d'amener la question que je vous soumets à ce point de maturité qui nous permette d'en déduire des conséquences utiles pour la pratique. Veuillez donc, Messieurs, m'accorder quelques instants d'attention pour ce que j'ai à vous dire concernant les asiles anglais.

I

Coup d'œil général sur l'état ancien et sur la position actuelle des asiles anglais. — Considérations particulières sur le calme et la tranquillité qui règnent dans les établissements d'aliénés en Angleterre.

Pour bien apprécier l'état moral des asiles d'aliénés en Angleterre, il n'est pas sans intérêt de se reporter un instant en arrière, et d'examiner ce qu'étaient ces établissements il n'y a pas encore un demi-siècle. Cette courte revue rétrospective nous aidera à comprendre la réaction extraordinaire qui s'est organisée contre les moyens de coërcition en ce qui regarde le traitement des aliénés, réaction qui se résume aujourd'hui dans un mot très-populaire en Angleterre, le *non-restraint*. Il a valu au principal propagateur de ce système, à M. le docteur Conolly, ancien médecin en chef de l'asile de Hanwell, une réputation immense et justement méritée. Au reste la manière de voir de cet homme éminent est exposée dans un ouvrage répandu dans toute l'Europe et qui a pour titre : *On the Treatment of the Insane*, du traitement des aliénés.

Un autre enseignement ressort encore de cette étude, qui nous démontre que les essais tentés dans le but d'améliorer l'état intellectuel et moral de l'homme ont pour résultat de comprendre la guérison des diverses plaies de l'ordre social. L'impulsion est donnée aujourd'hui non-seulement en Angleterre, mais l'on peut dire dans toute l'Europe. Ce ne sont pas seulement, en effet, les asiles où l'on renferme les êtres privés de leur raison qui se perfectionnent sous l'influence moralisatrice de la science, ce sont encore les prisons et les établissements destinés à recueillir les malheureux atteints d'infirmités physiques ou intellectuelles congénitales. Toutes ces institutions, encore une fois, se ressentent des progrès de cette science dont le but est d'arriver à la moralisation de l'espèce humaine. C'est là ce que j'ai pu observer en Angleterre pour les maisons de détention, pour les asiles destinés aux enfants des vagabonds et repris de justice (*ragged schools*), pour les institutions si nombreuses fondées dans ce pays en faveur des sourds-muets, aveugles de naissance et vieillards infirmes.

Je ne veux pas dire que tous ces établissements soient également parfaits et qu'ils ne laissent rien à désirer. Mais leur histoire et leur critique n'étaient pas le but de ma mission. Je tiens seulement à vous faire voir, Messieurs, que malgré le séjour très-limité qu'il m'a été donné de faire en Angleterre, j'ai été entraîné, par la force même des choses, à me livrer à une étude comparée de tous les moyens de l'ordre intellectuel, religieux et moral, employés dans les milieux divers que je viens de citer, afin d'y remplacer l'action démoralisatrice et abrutissante de la contrainte physique et des châtiments corporels dont il était fait autrefois un si déplorable abus. Mais revenons aux établissements consacrés au traitement de l'aliénation mentale.

De l'état ancien des asiles anglais. — Si jamais établissement public a été une honte pour l'Angleterre, c'est l'hôpital de Bethlem, s'écrie sir Bennet dans la chambre des communes en 1815, et cependant, des rapports mensongers, dit Esquirol dans la partie de son ouvrage consacrée aux établissements d'aliénés, en imposèrent non-seulement à l'Angleterre, mais à l'Europe entière, en proposant cet hospice pour modèle à toute l'Europe. Dans la galerie des femmes aliénées (j'emprunte ces détails à M. le docteur Conolly), les commissaires trouvèrent des malades enchaînés aux murs par les bras ou les jambes. Le seul mouvement qu'il leur fût possible d'accomplir était de s'asseoir ou de se lever sur le banc fixé à la muraille. L'habillement consistait en une espèce de chemise qui n'était pas même fixée autour des reins, et les pieds nus de ces malheureuses reposaient sur la dalle froide et humide. Quelques-unes de ces aliénées étaient tombées en imbécillité, et leurs habitudes de saleté égalaient leur état ordinaire de fureur. Mais il en existait d'autres qui, complétement inoffensives et capables encore de comprendre leur triste situation, étaient pareillement les victimes d'un état de choses aussi déplorable. L'intérieur des cellules offrait un spectacle affreux. Ces repaires, que les commissaires de l'enquête comparent à des niches à chien, étaient occupés par des malades de l'un ou de l'autre sexe, fixés aux murs par des chaînes en fer, qui remplaçaient généralement la camisole de force. On y trouvait des femmes ou des hommes dans un état de complète nudité, ou n'ayant pour tout vêtement qu'une espèce de chemise, la plupart du temps déchirée, sale et immonde.

Croit-on qu'il soit possible d'ajouter quelque chose à de pareils détails? Cette possibilité existe, car il n'y avait pas d'hospice d'aliénés qui ne renfermât des malheureux plus à plaindre encore que ceux dont je viens de signaler la position. Je veux parler des aliénés qui, maintenus à perpétuité sur leurs lits au moyen de chaînes ingénieusement passées autour des membres, du tronc et du cou, étaient conséquemment incapables d'opérer aucun mouvement. C'est dans cet affreux état que vécut pendant douze ans à Bethlem un infortuné dont le nom est cité dans tous les ouvrages destinés à faire la comparaison entre la situation des aliénés au commencement du siècle actuel et leur situation présente. Le malheureux dont je parle s'appelait Norris; il vécut douze ans, enchaîné, immobile, et mourut une année après sa délivrance. On constata que pendant ce temps il avait été raisonnable dans sa conversation, *rational in his conversation* (1).

Si l'on cherche maintenant l'explication de pareils faits, on ne peut la trouver que dans l'ignorance où l'on était généralement sur la véritable nature de l'aliénation mentale. Comment en effet s'étonner de voir des instincts de cruauté se développer chez des gardiens perpétuellement en contact et en lutte avec des aliénés devenus féroces par l'exagération même des mauvais traitements qu'ils subissaient? Il n'existait d'ailleurs dans ces lieux de torture, aucune surveillance, aucune responsabilité, aucune influence médicale. Tout y était livré à l'arbitraire des passions individuelles. Si j'entre dans ces détails, que j'abrége, ce n'est pas pour la stérile satisfaction de faire la critique du passé. Je cherche seulement à expliquer la réaction naturelle qui s'est faite en faveur des aliénés, réaction provoquée par les médecins eux-mêmes, et qui a atteint des proportions si considérables, en Angleterre surtout, que la position du médecin à l'égard du public a offert en ces derniers temps des difficultés de plus d'une sorte. C'est là une vérité qui ressortira des faits contenus dans ce travail.

Enquête de 1815. — M. Conolly fait la remarque que l'enquête de 1815, qui révélait de pareils faits, avait lieu trente-cinq ans après la réforme opérée par Pinel en France, mais il est juste de faire observer que les résultats de cette réforme furent lents à se produire, et en citant ce qui se passait en 1815 en Angleterre, on doit ajouter que les autres contrées de l'Europe ne pouvaient se vanter d'avoir organisé pour les insensés un traitement plus humain. Ce n'est donc pas une critique exclusive de la position

(1) Conolly, *The Treatment of the Insane*, p. 28.

des aliénés en Angleterre que nous faisons, c'est l'exposé d'une situation générale en Europe au commencement de ce siècle.

« Je les ai vus couverts de haillons, dit Esquirol, n'ayant que de la paille pour se garantir de la froide humidité du pavé sur lequel ils sont étendus. Je les ai vus grossièrement nourris, privés d'air pour respirer, d'eau pour étancher leur soif, et des choses les plus nécessaires à la vie. Je les ai vus livrés à de véritables geôliers, abandonnés à leur brutale surveillance. Je les ai vus dans des réduits étroits, sales, infects, sans air, sans lumière, enchaînés dans des antres où l'on craindrait de renfermer les bêtes féroces, que le luxe des gouvernements entretient à grands frais dans les capitales... Voilà ce que j'ai vu presque partout en France, voilà comment sont traités les aliénés presque partout en Europe. » Tel était, Messieurs, la situation qu'Esquirol, signalait dans un mémoire présenté au ministre de l'Intérieur en 1818, il y a quarante ans à peine.

Permettez-moi maintenant de franchir avec vous cet espace de quarante ans, et de vous tracer le tableau de ce que j'ai vu en Angleterre en 1858. Commençons par les deux asiles de Bethlem et de Saint-Luke à Londres, destinés aux malades frappés récemment d'aliénation. Je dois vous prévenir que je ne m'occuperai pas ici de ce qui a trait à l'organisation des asiles d'aliénés en Angleterre. Tout ce qui regarde cette organisation, tant au point de vue du plan général de ces établissements, qu'au point de vue des divers éléments qui entrent dans la constitution des quartiers habités par les malades, a été largement exposé dans le rapport présenté en 1853, à M. le baron Ernest Leroy, préfet de la Seine-Inférieure, *Sur la visite des asiles d'aliénés de la Grande-Bretagne*, par MM. Deboutteville et Mérielle. Ce mémoire restera comme un précieux document à consulter pour tout ce qui tient à l'organisation du service administratif et du service médical. Il m'aurait été difficile d'y ajouter rien de nouveau, et je m'en suis tenu à la question du *non-restraint*.

Bethlem et Saint-Luke en 1858. — Bethlem et Saint-Luke offrent aujourd'hui un aspect bien différent de ce que l'on constatait en 1815. Ces établissements, qui se trouvent dans Londres même, ne présentent plus aucune analogie avec l'état de choses que M. le docteur Ferrus a signalé en 1834. A l'époque où cet honorable ancien inspecteur général de nos asiles visitait Bethlem et Saint-Luke, il était encore frappé du luxe des fortes chaînes scellées dans les murs des chauffoirs, et qui retenaient les malades agités. Ceux-ci passaient la journée fort symétriquement le long d'un mur comme des *arbustes dans un jardin potager* (1). J'emprunte à M. Ferrus ses propres expressions. Le même savant médecin nous parle encore de plusieurs moyens de répression, laissés à la disposition des surveillants des asiles anglais, tels que les manchons et les menottes, les longues ceintures de cuir adaptées autour du corps et auxquelles étaient suspendus, par de fortes chaînes en fer, deux gants en cuir ou en peau arrêtés eux-mêmes par des cadenas autour des poignets.

Je puis affirmer que je n'ai vu à Bethlem et à Saint-Luke, ni camisole de force, ni à plus forte raison tout l'attirail des vieux moyens contentifs que la réaction dont j'ai parlé plus haut a voués à l'exécration ou à l'oubli. On peut critiquer sans doute l'emplacement de ces deux asiles au sein de l'immense population de Londres, ainsi que certaines dispositions intérieures qui ne sont pas, du reste, en rapport avec nos mœurs et nos habitudes. Mais ce qui frappe les hommes les plus étrangers à la science médicale, c'est l'ordre et la discipline admirables de ces asiles, c'est le calme des malades, ce sont les sentiments d'humanité qui animent les surveillants et gardiens de l'un et de l'autre sexe. J'ai vu les aliénés se promener dans d'immenses galeries où circulent librement l'air et la lumière. Ces galeries, sur lesquelles s'ouvrent les chambres à coucher des aliénés, sont ornées de tableaux et de fleurs, et aboutissent à des salles de réunion où se rassemblent les pensionnaires des diverses classes, et où ils trouvent des livres, des journaux et d'autres moyens de distraction.

Je n'ai pas été longtemps sans m'apercevoir que la visite d'un médecin français, venu dans le but exclusif de constater l'existence des anciens moyens de répression, était une anomalie. En effet les instruments de coërcition n'existent plus, et les traces de ce que l'on pourrait en découvrir encore dans quelques établissements anglais, ainsi que je l'ai vu à l'asile public du comté d'York, tendent journellement à disparaître.

Il m'importait donc de changer le point de vue de mon observation, et d'étudier par quel ensemble de moyens on était parvenu

(1) Ferrus, *Rapport au Conseil général des hospices sur les asiles anglais.* Paris, 1834.

à atteindre d'aussi merveilleux résultats. En effet, ce n'est pas seulement à Bethlem et à Saint-Luke que j'ai pu constater l'absence du *restraint*, mais l'asile de Colney-Hatch, où sont 1,400 aliénés, celui de Hanwell, qui n'en contient pas moins de 1,200, me présentaient le même spectacle. L'asile de Derby, qui est destiné à plus de 400 malades, m'a semblé, par ses dispositions intérieures et extérieures, être plutôt une maison de plaisance qu'un séjour destiné à la plus triste des infortunes. Il m'a rappelé le délicieux asile de Palerme, que j'ai vu en 1845, et que le baron Pisani a fondé à la fin du siècle dernier dans une villa qui lui appartenait. Dans cet asile la méthode répressive a été mitigée, et le calme y a régné avant même que l'on pût se faire à l'idée d'un pareil progrès dans le reste de l'Europe. C'est là ce que constate cette inscription que l'on voit en plusieurs endroits écrite sur les murs :

Non hic nunc stridor, ruptæque catenæ.

A York, à la maison dite de retraite des Quakers, qui renferme près de 150 aliénés, je n'ai été nullement surpris de voir appliqué dans ses moindres détails le système du *non-restraint*. Je savais qu'à dater de 1775, un homme dont la mémoire est justement vénérée en Angleterre, le docteur Tuke, avait déjà préconisé parmi ses coreligionnaires l'emploi de la douceur et réformé dans son asile l'abus des procédés barbares si généralement usités à cette époque. On sait, tant le progrès est lent à se propager, que les moyens coërcitifs se sont maintenus longtemps encore après la mort de ce médecin, dans les établissements du reste de l'Europe.

Je dois avouer maintenant qu'après avoir visité ces divers asiles ainsi que plusieurs maisons de santé destinées aux pensionnaires de la classe aisée, mon esprit s'accoutumait merveilleusement à un ordre de choses qu'il était disposé à regarder comme l'état normal. Aussi étais-je péniblement affecté lorsque j'apercevais quelque ombre dans un pareil tableau. C'est l'impression que j'ai ressentie en voyant une femme aliénée revêtue de la camisole à l'asile public du comté d'York, et fixée dans son lit de manière à ne pouvoir opérer aucun mouvement. On m'a dit que cette aliénée avait la manie d'avaler des pierres et autres corps étrangers, et qu'elle était agressive dans ses actes. Il ne m'appartient pas ici de faire une critique de ce fait; le cas avait peut-être sa nécessité, et je ne fais, encore une fois, que signaler une impression particulière. L'emploi de la camisole est encore trop généralisé en notre pays pour que je sois en droit de jeter un blâme sur la conduite d'un médecin d'asile d'aliénés en Angleterre, qui croirait devoir, dans un cas particulier où il y a de violentes tendances au suicide, par exemple, ou à tout autre acte malfaisant, tel que l'homicide, prendre des mesures de précaution et préserver les malades de leurs propres excès.

Mais la méthode qui consiste à pouvoir se passer de camisole, de lien ou de tout autre instrument contentif étant chose bien avérée, pour ce qui regarde la généralité des asiles anglais, voyons quels sont les procédés employés pour calmer l'aliéné. Examinons comment il est possible de faire converger tant de forces hostiles et désordonnées vers le calme, l'ordre et la tranquillité dont j'ai été témoin, et que je m'efforce de faire régner à l'asile de Saint-Yon, sans être parvenu encore, je dois bien l'avouer, à réaliser tout ce que je voudrais voir s'accomplir sous ce rapport.

Questions préliminaires. — Les aliénés en Angleterre sont-ils donc d'une autre nature que les nôtres, moins excités, moins excitables; ou bien les effets pathologiques de l'aliénation ne sont-ils plus les mêmes en ce pays? Le paralytique général est-il moins violent et désordonné dans ses actes? l'épileptique, moins furieux avant ou après l'invasion de ses accès? l'idiot, moins instinctif et moins dégradé? Ne se montre-t-il plus comme chez nous avec ses excitations périodiques et ses tendances malfaisantes? Ou bien encore le service médical est-il mieux organisé? Le médecin a-t-il à sa disposition des agents meilleurs, plus zélés et plus dévoués que les nôtres? L'organisation intérieure des asiles est-elle mieux entendue? La disposition si naturelle des aliénés à la violence, à l'irritabilité est-elle tempérée par le bien-être plus grand dont ils jouissent sous le rapport du classement, de la nourriture, du vêtement, du chauffage, de la ventilation, de tous les éléments qui concourent à tempérer l'activité maladive des sens et à calmer les exacerbations du système nerveux? Ou bien enfin le *non-restraint* serait-il une chose factice, en ce sens que la proscription de ce moyen de contrainte envers certains aliénés momentanément furieux ou dangereux par la nature de leurs actes, serait remplacé, ainsi que l'ont insinué ses détracteurs, par d'autres moyens, tels que l'isolement cellulaire ou l'emploi d'un plus grand nombre de gardiens dans des circonstances déterminées?

Voilà, Messieurs, les questions que je me posai et pour la solution desquelles j'étais, il faut l'avouer, singulièrement aidé, d'une part par la connaissance de la langue, et de l'autre par la bienveillante hospitalité des médecins anglais, ainsi que par la confiance sans bornes qu'ils ont bien voulu me témoigner.

Je ne me suis pas contenté, en effet, de visiter en passant les asiles anglais; j'y ai séjourné, j'y ai vécu de la vie des médecins et je pourrais presque dire de l'existence des infirmiers et des malades. Aucun détail de cette vie intime du jour, de la nuit, de tous les instants, ne m'a échappé. Je pouvais, à toute heure et isolément, aller et venir, m'entretenir avec les aliénés, voir de près comment ils étaient soignés et traités; j'étais, en un mot, aussi libre dans mes mouvements, aussi peu gêné dans mes appréciations qu'il m'est donné de l'être à l'asile de Saint-Yon.

II

Questions préliminaires. — Tempérament des aliénés en Angleterre. — Coup d'œil sur l'organisation des asiles anglais, sur le service médical. — Idée qu'il faut se faire du *non-restraint*.

Tempérament des aliénés anglais. — On se demande si les aliénés anglais sont moins excités ou moins excitables que les nôtres. Tout ce que l'on peut dire, c'est que le tempérament général de la nation est plus calme, et qu'il existe chez les masses une disposition plus grande à accepter le frein salutaire de la loi. En d'autres termes, il y a parmi les classes inférieures de la société plus de docilité et de déférence envers les personnes investies du pouvoir. J'ai pu vérifier ce fait dans les réunions populaires, et jusque dans les institutions destinées à la répression du crime. Cette vertu de tempérament n'ôte rien au mérite des médecins anglais qui ont posé le principe de la réforme en condamnant le traitement coërcitif dans les asiles. Il n'enlève rien à la gloire des philanthropes qui n'ont pas reculé devant la difficulté d'améliorer l'état moral des prisonniers. Tout ce que l'on peut affirmer, encore une fois, c'est qu'ils ont été aidés dans leur tâche par les dispositions innées et acquises de la nation, et ceci, comme je l'ai dit, ne change pas la nature des obstacles qu'ils ont eu à surmonter. Je vous ai donné d'ailleurs, Messieurs, le résumé de l'état affreux dans lequel étaient les asiles anglais avant les réformes opérées, et tous les médecins étrangers qui ont visité l'Angleterre antérieurement à cette époque sont unanimes pour flétrir ce qu'ils ont vu. Ce seul fait prouve donc suffisamment que l'état d'agitation et de fureur est plus indépendant qu'on ne le croit du tempérament et du caractère d'un peuple, et que, d'un autre côté, la nature intrinsèque d'une maladie telle que l'aliénation reste toujours la même. Je veux dire par là que les paralysés généraux, les déments, les idiots, les imbéciles, les épileptiques, les dégénérés de toutes variétés, se présentent dans tous les pays avec l'aspect et les conséquences du mal dont ils sont atteints. J'en conclus que la différence qui existe dans le caractère des deux nations a dû avoir une bien faible influence dans l'application et le succès de la nouvelle méthode, si tant est même que cette différence puisse être prise en sérieuse considération.

Des catégories de malades dans les asiles anglais. — Tout ce que l'on peut ajouter à ces réflexions préliminaires, c'est que les asiles anglais ne m'ont pas paru servir, d'une manière aussi absolue qu'en France, de réceptacle à ces tristes et terribles infirmités et états de dégradation de notre espèce que je viens de signaler. Dans les asiles que j'ai visités j'ai trouvé moins de paralysés généraux, de déments par suite de l'âge et presque pas d'idiots et d'imbéciles. Le nombre des épileptiques est moindre aussi. D'un autre côté, les asiles que j'ai vus en Angleterre sont exclusivement consacrés aux indigents, les pensionnaires de la classe riche étant placés dans des institutions particulières. Cette situation seule indique donc qu'il y a un choix parmi les aliénés que l'on isole dans les grands établissements anglais. On n'y recevrait pas, par exemple, ces natures dégradées, instinctivement malfaisantes, singulier mélange de perversité et de folie, que nos prisons déversent dans nos établissements, et qui, en Angleterre, restent dans le milieu où elles ont été primitivement placées, lorsque surtout les individus ont commis des meurtres, des incendies, des vols ou autres méfaits. Mais que l'on n'aille pas conclure de là que les aliénés reçus dans les asiles anglais se présentent tous comme des modèles de calme, de douceur, et que par la nature de leur tempérament ils soient prédisposés à vivre sans camisole.

De ce que j'ai dit aussi du nombre relativement moindre, dans les asiles anglais, des idiots, des imbéciles, des déments séniles, des dégénérés de toutes les variétés qui encombrent nos asiles français, on ne devra pas en inférer davantage que l'Angleterre soit sous ce rapport plus favorisée que nous. La conclusion ne serait pas légitime en présence des chiffres irrécusables de la statistique, en présence même de l'étude générale qu'il m'a été donné de faire, quoique d'une manière très-incomplète, des causes perturbatrices de l'ordre physique et de l'ordre moral dans le Royaume Uni. Là, comme en France, ces causes sévissent avec une intensité très-grande et produisent pareillement la folie ainsi que toutes les dégradations de la nature humaine qui en sont la conséquence, et que, dans mon *Traité des dégénérescences*, j'ai signalées sous le nom de *variétés maladives dans l'espèce humaine*. Voici du reste, quant au nombre des aliénés en Angleterre, ce que nous apprend la statistique. Je n'en dirai qu'un mot, ne pouvant m'occuper, dans un travail aussi restreint et aussi spécial, d'une étude comparée des causes physiques et morales de la folie pour ce qui regarde deux pays, tels que la France et l'Angleterre, qui ont entre eux eux tant de points de contact et néanmoins tant de points de dissemblance.

Statistique des aliénés en Angleterre. — En 1843 on comptait dans les asiles de l'Angleterre et du pays de Galles, exception faite de l'Irlande et de l'Écosse, 11,272 aliénés. En 1833 ce chiffre atteignit 17,112, et 23,310 en 1858. Mais ce dernier nombre, quoique singulièrement augmenté depuis 1843, était bien loin encore de la réalité, ainsi que le constate la sérieuse enquête publiée au 1er janvier 1858. On voulut savoir, à cette époque, le chiffre des aliénés renfermés dans les *Work-houses* et dans les prisons, et de ceux qui étaient isolés dans les établissements privés ou maintenus chez eux. On n'oublia pas enfin de compter, d'une manière aussi approximative que possible, les insensés de toutes les catégories, aliénés proprement dits et imbéciles (*lunatics and idiots*) vivant dans leurs familles. Or voici les chiffres nouveaux qui doivent s'ajouter aux chiffres préliminairement établis.

Dans les *Work-houses*, on trouva 6,947 aliénés, 4,738 dans les établissements plus spécialement destinés à la classe riche. Le nombre des aliénés maintenus dans leurs familles ne s'élevait pas à moins de 8,000 pour la classe pauvre, et 2,000 pour la classe riche. Enfin les prisons et les lieux de détention pour les vagabonds (*vagrants*) ont donné 300 individus. C'est donc un chiffre de 17,247 qu'il faut ajouter au chiffre primitif, ce qui fait monter la proportion des aliénés en Angleterre et Galles, pour janvier 1858, à 36,557. M. le docteur Arlidge, auteur d'un excellent travail sur ce sujet (1), et auquel j'emprunte cette statistique, estime que, d'après l'augmentation annuelle constatée par la statistique, on n'est pas loin de la vérité en fixant à 1,600 par an, le nombre des aliénés qui viennent grossir la masse existante, et qui, dit-il, représentent pour l'Angleterre, à la fin de l'année 1859, le chiffre effrayant de 41,000 individus privés de leur raison, *unsound of mind*. Ces aliénés, ajoute ce jeune et savant médecin, qui a publié des notices très-intéressantes sur quelques asiles français et étrangers, appartiennent à toutes les catégories, ou, pour se servir de la phraséologie légale (*legal phraseology*), aux lunatiques et aux idiots (*lunatics and idiots*).

Ainsi l'on peut se convaincre qu'en appliquant nos appréciations à l'Angleterre seule et au pays de Galles, et en laissant de côté l'Écosse et l'Irlande, nous pouvons déjà constater que le nombre des aliénés renfermés dans les asiles des contrées que je viens de citer, est loin de représenter la masse de ceux qui existent en réalité. Je soupçonne, quoiqu'il me soit difficile de l'attester d'une manière positive, que ce ne sont pas toujours ni les plus incommodes par leur turbulence ou par leurs infirmités congénitales ou acquises, ni les plus dangereux par la nature de leurs actes qui sont renfermés dans les asiles. Il existe en effet, en Angleterre, une tendance incontestable, celle d'établir des catégories et de ne pas faire, ainsi que cela existe chez nous, une confusion de tant d'éléments disparates qui rendent si difficiles, l'ordre, la discipline d'un établissement d'aliénés, ainsi que l'application d'un système exclusif qui repousserait tout moyen de coërcition pour maintenir et réformer tant de natures dangereuses. Cette méthode de catégorisation est-elle préférable au système plus large d'isolement qui existe dans notre pays, et ne viendra-t-il pas une époque où les imbéciles, les idiots, et tout ce que l'on peut appeler le *caput mortuum* de l'aliénation, finira, en Angleterre, comme en France, par forcer les portes des asiles et augmenter encore l'encombrement fâcheux qui existe dans la plupart de ces établissements? C'est là une question que je me réserve de traiter dans le cours de ce travail.

Asile spécial pour les imbéciles et les idiots à Surray. —

(1) *On the State of Lunacy and the Legal Provision for the Insane, with Observations on the Construction and Organization of Asylums*. London, 1859

Ce que je dis de la tendance à établir des catégories, qui est observée en Angleterre, n'est pas une appréciation vague, contestable même en quelques points ; c'est une réalité qui se révèle dans la pratique. J'ai fait observer que les Anglais avaient une répugnance excessive à placer dans les asiles d'indigents (*poor lunatics asylums*), les aliénés de la classe riche; aussi le nombre des établissements privés est-il très-considérable. Cette circonstance seule donne à leurs institutions publiques d'aliénés plus d'homogénéité, et leur évite probablement bien des difficultés qui nous incombent. D'un autre côté, la disposition à isoler, dans des établissements spéciaux les idiots et les imbéciles, se montre pareillement dans la pratique. A l'époque où j'étais en Angleterre, on achevait les dispositions nécessaires pour faire un établissement d'idiots et d'imbéciles à Surray. M. le docteur Billod, médecin directeur de l'asile d'Angers, qui a visité l'Angleterre depuis moi, m'écrit, à la date du 11 avril 1860, qu'il a assisté à l'installation de ce magnifique établissement de 300 idiots, et il y joint cette observation, qui confirme les réflexions qui précèdent. « Une condition qui paraît être requise pour l'admission, dit M. le docteur Billod, c'est que l'idiotisme et l'imbécillité ne s'accompagnent d'aucune tendance agressive ou autre qui rende le sujet dangereux. J'y ai remarqué, ajoute ce savant médecin, des types de microcéphales et d'êtres dégénérés, qui feraient votre admiration. J'ai constaté chez ces jeunes gens déshérités la fréquence du strabisme et d'une habitude en quelque sorte convulsive, se traduisant dans les mouvements et les attitudes, » etc.

M. le docteur Billod doit publier, du reste, la relation de son voyage ; mais l'on voit, par cette simple citation, qu'un choix préside même à l'admission des idiots, qui sont cependant de tous les êtres dégénérés les plus impulsifs, et ceux chez lesquels il est le plus difficile de prévoir à l'avance les dangers qu'ils peuvent faire courir par l'explosion subite et imprévue de leurs mauvaises tendances instinctives. Il est facile maintenant, en se reportant à ce qui se passe en France, de voir qu'il n'existe pas la même homogénéité dans nos asiles eu égard aux individus qui y sont séquestrés, et, partant, la même facilité de classification.

Je ne sache pas non plus qu'il y ait en Angleterre de ces asiles régionaux, où l'on reçoit les aliénés de quatre ou cinq départements. Cette circonstance est éminemment favorable à la concentration sur un point donné des cas les plus difficiles et les plus irréductibles qu'il soit possible d'imaginer. On conçoit en effet que plus les départements sont éloignés d'un centre hospitalier commun, moins les individus curables ont de chance d'y arriver. On ne dirige ordinairement vers ces hospices que les individus incurables, dangereux et que l'on ne peut plus maintenir dans leurs domiciles. Ces sortes d'établissements réalisent, il faut le dire, de grandes économies pour ce qui regarde les frais d'administration. Ils en arrivent même à se passer des subsides d'un département pour bâtir et agrandir leurs locaux; mais je n'hésite pas à affirmer que leur existence est une monstruosité tout à fait en dehors de l'esprit de la loi de 1838, et contraire aux plus simples notions scientifiques en ce qui regarde le traitement et la guérison des aliénés. Rien de pareil, encore une fois, n'existe en Angleterre, et dans notre département de la Seine-Inférieure, nous pouvons citer avec orgueil nos deux établissements qui ne sont consacrés qu'aux malades du département, et qui ne spéculent pas sur les bénéfices que pourraient leur procurer des aliénés envoyés de départements éloignés (1).

Vous pouvez me demander maintenant, Messieurs, si le système qui préside au choix des aliénés en Angleterre, est préférable, ou si l'existence d'une masse d'aliénés dans les *Workhouses*, les prisons et autres lieux, est bien conforme aux véritables intérêts de la science et de l'humanité; si, en un mot, il ne serait pas mieux de concentrer dans les mêmes milieux tant de natures disparates, mais qui se rapprochent cependant par un élément commun, la perte de la raison. C'est là, Messieurs, une question très-importante que je me propose, ainsi que je le disais plus haut, d'aborder dans la partie de ce travail où j'aurai particulièrement à traiter de l'état actuel de Saint-Yon et de l'avenir de cet établissement. Je ne suis occupé en ce moment qu'à réunir toutes les données relatives à la question du *non-restraint* et à bien étudier en quoi la différence des mœurs, des habitudes, des ressources financières et de l'organisation hospitalière, implique l'impossibilité d'importer de toutes pièces, d'un pays dans un

(1) Il existe à Saint-Yon et à Quatre-Mares quelques aliénés de l'Eure, une trentaine peut-être; mais nous espérons que, dans un temps rapproché, ces aliénés seront envoyés dans l'asile qui se fonde près d'Évreux. Il serait bien à souhaiter que l'exemple que donne, sous ce rapport, le département de l'Eure fût imité par d'autres départements, qui préfèrent envoyer leurs aliénés dans des départements éloignés plutôt que de créer des établissements qui leur soient propres.

autre, tel ou tel système, telle ou telle méthode, si incontestable que soit le bénéfice que l'on en retire ailleurs.

Organisation médicale. — Parmi les questions que je me suis posées, en voyant le calme et la tranquillité qui existent dans les asiles anglais que j'ai visités, il en est une très-délicate, et qui se rapporte à l'organisation même de ces établissements, tant au point de vue médical qu'au point de vue administratif. Je me suis demandé si le service médical était mieux organisé en Angleterre.

Je ne pense pas que sous ce rapport nous ayons rien à envier à ce pays. Les médecins aliénistes anglais sont très-instruits, très-zélés ; la position qui leur est faite est généralement bien supérieure à la nôtre ; mais je ne crains pas de dire qu'ils succombent à une tâche au-dessus de leurs forces.

A Colney-Hatch, où il y a 1,400 malades, deux seuls médecins sont en fonctions, et ils n'ont ni élèves internes, ni médecins adjoints, ni pharmacien. Pareille chose existe à Hanwell, où MM. Begley et Sankey, dont tout le monde, en Angleterre, apprécie la science et le zèle, doivent suffire aux soins à donner à 1,200 malades. L'un de ces estimables médecins a le service exclusif des hommes et l'autre celui des femmes. Ils n'ont l'un et l'autre ni médecin adjoint, ni élèves pour les aider dans leur tâche, recueillir les observations, faire les autopsies et devenir les soutiens permanents et les continuateurs des bonnes traditions médicales dans ces vastes établissements. Ils n'ont pas même de pharmacien et sont obligés de surveiller eux-mêmes la confection et la distribution des médicaments. A Derby, il n'y a qu'un seul médecin pour 400 malades, et la simplicité du service administratif n'implique pas, comme chez nous, la résidence d'un directeur, d'un économe, d'un receveur.

Je suis fondé à croire que tout ce qui tient au traitement médical proprement dit, à l'observation scientifique des malades, ainsi qu'à la conservation des bonnes traditions médicales dans un asile, reçoit en notre pays une impulsion plus large. Il est cependant juste de faire remarquer que l'application à des travaux manuels et industriels divers a peut-être en Angleterre une extension plus grande qu'en France. « Le nombre des meubles et des ouvrages de construction exécutés dans l'asile de Glascow, par exemple, dépasse, dit M. l'inspecteur général Parchappe, non-seulement tout ce que j'avais jusqu'alors observé, mais encore tout ce que j'avais conçu possible. Et, après s'être étonné de la quantité et de la variété des produits du travail mécanique, il reste encore à admirer leur perfection... Le même honorable auteur nous donne des détails fort intéressants sur une foule de métiers exercés dans les asiles anglais, y compris la typographie. Dans l'asile d'Édimbourg, on imprime des états, des circulaires. Le rapport médical de 1846 est sorti de cette presse, qui sert aussi à imprimer un journal rédigé par les malades de l'établissement, sous le titre de *Morning Side-mirror*, qui paraît tous les mois, contient une demi-feuille et comptait deux années de publication à l'époque où l'ancien médecin de Saint-Yon visitait les asiles anglais. »

Nous trouvons en France dans la classe des internes, des auxiliaires très-utiles, lorsque surtout ces jeunes gens veulent se livrer spécialement à l'étude de l'aliénation. Ajoutons enfin, qu'en l'absence si regrettable de tout enseignement officiel concernant les affections nerveuses, nos asiles sont les milieux où se recrutent les chefs de service pour les besoins ultérieurs du service des aliénés.

Infirmiers, surveillants. — Quant aux infirmiers et aux gens de service, j'ai entendu émettre en Angleterre les mêmes plaintes que chez nous sur la difficulté de s'attacher d'une manière plus permanente ces auxiliaires indispensables et si utiles. Et cependant il existe entre ces deux pays une bien grande différence pour les émoluments qui leur sont alloués, et conséquemment une facilité plus grande pour les choix qu'il est possible de faire. En 1834, M. Ferrus faisait déjà ressortir cette différence en constatant qu'un premier surveillant en Angleterre recevait de 1,000 à 1,200 francs, et les infirmiers inférieurs de 500 à 600 francs, tandis que chez nous la moyenne des rétributions était de 200 francs. Même aujourd'hui, quoiqu'ils aient été progressivement augmentés, les gages des infirmiers et infirmières sont au-dessous de ce que peuvent gagner dans les maisons bourgeoises des individus qui font les fonctions de valets de chambre, ou de garçons de labour ou d'écurie dans les fermes.

Toutefois, sans vouloir déprécier les serviteurs laïques de nos asiles en France, je suis tenté de croire que cette même classe est supérieure en Angleterre comme niveau intellectuel et moral.

J'ai eu le plus grand plaisir à m'entretenir avec de vieux serviteurs des asiles anglais, et j'ai retiré le plus grand profit de leur entretien. Je me suis souvent fait expliquer par eux l'état déplorable où étaient les malades avant que la propagande utile, si glorieusement entreprise par M. le docteur Conolly, eût frappé de discrédit l'excès des moyens coërcitifs d'une époque antérieure. J'ai admiré comment, lorsqu'une idée de progrès surgit en Angleterre, elle trouve pour son application des auxiliaires zélés et intelligents dans tous les rangs de la société sans exception. Il n'est pas rare de rencontrer des infirmiers secondant, sous ce rapport, avec un dévouement sans bornes, les efforts des médecins et blâmant franchement l'ancien système dont ils apprécient très-bien tous les inconvénients. Le désordre appelle le désordre, me disait un vieil infirmier de Saint-Luke. Autrefois tous nos aliénés étaient agités, et ceux qui entraient les imitaient. Nous ne connaissions d'autres moyens de les soigner que la crainte et la coërcition. Il ne faut donc pas s'étonner si la plupart étaient furieux et méchants.

Je n'aborde pas ici la question de savoir s'il est utile d'accorder la préférence aux ordres religieux pour les asiles et autres institutions hospitalières. Les preuves du dévouement des congrégations réligieuses sont faites depuis longtemps en France, et M. Ferrus a constaté dans son ouvrage que les autres nations en étaient à nous envier sous ce rapport notre organisation hospitalière. Il est donc à présumer que lorsque l'emploi d'un système moins coërcitif aura prévalu dans nos asiles, nous serons merveilleusement secondés par des personnes dont le mobile d'action, en d'aussi ingrates et aussi difficiles fonctions que celles des soins à donner aux aliénés, est supérieur à tous les mobiles des intérêts humains. Je me permettrai cependant de relever une appréciation que je trouve consignée dans plusieurs rapports sur l'Angleterre, et qui tendrait à faire croire que tout en ce pays ne se fait que grâce aux sacrifices d'argent. Sans doute, en Angleterre, on dispose de ressources plus considérables que chez nous pour les institutions de bienfaisance; on se fait un devoir de rétribuer largement ceux qui remplissent des fonctions utiles et honorables; mais cela n'enlève rien au mérite des dévouements individuels qui, dans ce pays comme dans le nôtre, reposent sur les devoirs imposés par la charité chrétienne.

« Partout en Angleterre, dit M. Ferrus, la charité s'exerce avec largesse et peut-être avec munificence. Je ne crains pas de dire, ajoute cet honorable inspecteur général, qu'en Angleterre l'orgueil national et la fierté individuelle, quoique exagérés jusqu'à l'abus, même pour la charité, enfantent des prodiges. Les preuves de cette assertion ne sont que trop nombreuses ; elles se multiplient comme le nombre des établissements divers dans lesquels l'infortune trouve un asile ou des secours momentanés. »

Dispositions intérieures des asiles anglais. — Quant à la disposition intérieure des asiles, elle est tout autre en Angleterre qu'en France. On peut lire dans le rapport de M. Deboutteville avec quelle perfection est organisé le service intérieur sous le rapport du confortable. Tout ce qui tient à la distribution des eaux, à la ventilation, au chauffage, me semble mieux entendu qu'en France, pour la facilité surtout et la promptitude avec lesquelles s'accomplissent les services divers. Ceci ne veut pas dire que les plans de construction des asiles anglais soient parfaits, et la critique s'est exercée dans ce sens en Angleterre même, ainsi qu'on peut le voir dans les nombreux et volumineux rapports des inspecteurs, dans le récent travail du docteur Arlidge, et dans un ouvrage spécial de M. le docteur Conolly : *Construction and government of asylums*. Mais il est un fait qui reste acquis, c'est qu'une observation attentive, dit M. Deboutteville, conduit bien vite à reconnaître que les asiles anglais sont administrés avec beaucoup d'ordre et d'intelligence ; que les malades y sont, de la part des employés de tout rang, l'objet des soins les plus vigilants et les plus bienveillants (1).

Cette dernière observation est une des conclusions du rapport de M. Deboutteville, et je ne puis que répéter encore que c'est là un précieux document qui sera consulté avec fruit par tous les administrateurs des asiles actuels, et par ceux surtout qui seront appelés à diriger les asiles nouveaux qu'il s'agit de construire dans notre pays. On ne saurait donc nier que ces perfectionnements ne concourent, avec la bonne nourriture et les bonnes conditions de vêtement, à tempérer l'irritabilité des malades et à maintenir le calme et l'harmonie dans des milieux aussi faciles à troubler que les asiles d'aliénés (2).

(1) Deboutteville, *Rapport cité*, p. 88.

(2) Il ressort du rapport de M. Deboutteville qu'après avoir fait la part de l'hygiène différente des deux nations, on ne pourrait en inférer cependant que le régime alimentaire des asiles anglais soit meilleur que le nôtre. Mais il est bon de

Nous arrivons enfin à une dernière question qui n'est pas moins délicate que la précédente, à savoir si ce n'est pas à cause de l'acception vicieuse que l'on donne à certains termes, que les médecins ne se trouvent pas d'accord sur la véritable signification du *non-restraint*.

Idée qu'il faut se faire du non-restraint. — Demandons-nous d'abord si, en préconisant le *non-restraint*, M. le docteur Conolly, le principal promoteur de ce système, n'a pas craint d'exagérer une méthode, bonne en principe, au risque d'enlever aux médecins tout moyen de réagir contre les tendances désordonnées et dangereuses des aliénés. Voyons ensuite si, en réalité, l'abolition de la camisole de force n'est que l'intronisation d'un nouveau régime dans lequel l'isolement cellulaire, ou d'autres moyens de répression, remplaceraient les anciennes méthodes de contrainte corporelle. Je reproduis les objections qui ont été faites; mais je déclare d'avance que je suis loin d'approuver l'esprit ou les intentions qui les ont dictées.

Écartons d'abord le premier chef d'accusation, si tant est qu'un homme aussi expérimenté, un aliéniste aussi consommé que M. Conolly, puisse être accusé de n'avoir agi que par exagération. Il n'y a en tout ceci qu'une seule exagération, c'est celle des esprits paresseux, timides, pusillanimes qui, s'effrayant à l'idée de tout progrès, grossissent démesurément les premiers et inévitables inconvénients de toute réforme. Parmi ces inconvénients il en est qui sont d'autant plus difficilement supportés qu'il n'est si mince réforme qui ne change nos habitudes et ne nous impose des devoirs nouveaux. Les objections que l'on fait au système du *non-restraint* ont été faites à Pinel lorsqu'il s'est agi de briser les chaînes des aliénés et de les faire sortir des sombres cachots où leur fureur ne se calmait que dans l'abrutissement de la démence. Il ne manquait pas alors d'esprits effrayés qui supputaient avec terreur tous les accidents qui allaient résulter de cette liberté laissée aux aliénés. On sait cependant que les accidents, les luttes violentes, les cas de suicide ou d'homicide, étaient choses bien plus fréquentes autrefois dans les asiles, tandis qu'aujourd'hui ces actes déplorables qui sont souvent les tristes consé-

faire remarquer que M. Deboutteville a pris pour point de comparaison, en 1853, le régime alimentaire de Saint-Yon qui a toujours été supérieur à ce qui existait ailleurs sous le même rapport.

quences des méthodes restrictives, ne se montrent plus que comme une bien rare exception (1).

« Ce système qui est regardé comme une utopie par certains médecins, dit M. le docteur Henri Falret dans son excellente thèse *De la construction et de l'organisation des asiles*, ce système a subi de la part de plusieurs auteurs les reproches les plus graves. On a prétendu que le *non-restraint* n'était qu'un autre mode de répression plus pénible encore pour les malades que la camisole, le fauteuil et les entraves, sans donner des résultats aussi satisfaisants sous le rapport de la sécurité, et on lui a attribué des désordres et des accidents très-graves. On a prétendu qu'il ne laissait pas les malades jouir de l'air extérieur; que la force des gardiens et la réclusion étaient plus propres à irriter les aliénés et moins faciles à appliquer que les moyens mécaniques. Quant à nous, sans nous prononcer formellement en faveur du système du *non-restraint*, nous ne pouvons nous empêcher de rendre hommage à la pensée philanthropique qui l'a dicté, et aux hommes de talent qui s'en sont faits les propagateurs, et qui l'ont si bien réalisé. Quand bien même ils n'auraient pas obtenu un résultat complet, ils auront toujours rendu un immense service à la cause des aliénés, en faisant cesser les mauvais traitements dont ces derniers étaient l'objet, dans un pays où les moyens de restriction ont été si longtemps employés d'une manière abusive. » (H. Falret, *Thèse*, p. 72.)

Les objections, les prévisions les plus décourageantes sont, encore une fois, le lot de tous ceux qui ouvrent une voie nouvelle. Il n'a pas dû y échapper ce médecin de l'antiquité qui accusait ses confrères de délirer eux-mêmes lorsqu'ils comparent leurs aliénés à des bêtes féroces qu'on adoucit par la privation des aliments et par les tourments de la soif, et il ajoutait : Séduits sans doute par la même erreur, ils veulent qu'on les enchaîne cruel-

(1) On peut m'objecter que bien des accidents aussi arrivent dans les asiles modernes; la France et l'Allemagne comptent même plus d'un médecin qui a payé de sa vie son dévouement pour les aliénés. L'année dernière, l'infortuné docteur Jouffroy succombait à Avignon, frappé par un épileptique. Mais ces faits ne prouvent rien contre le système anti-restrictif. L'expérience nous apprend, en effet, que les aliénés meurtriers sont parfois ceux dont la conduite antérieure est exempte de menaces et de violences. Ils cèdent le plus ordinairement à une hallucination qui les obsède, ou à un délire des persécutions dont il est souvent impossible de prévenir les résultats.

lement, sans penser que leurs membres peuvent être meurtris ou fracassés et qu'il est plus convenable et plus facile de les contenir par la main des hommes que par des liens souvent inutiles, (*ministrantium manibus quam inertibus vinculis*). Ils vont jusqu'à conseiller les *violences corporelles*, le *fouet*, comme pour forcer le retour de la raison par une pareille provocation ; traitement déplorable qui ne fait qu'aggraver leur état, ensanglanter leurs membres, et leur offrir le triste spectacle de leurs douleurs au moment où ils reprennent l'usage de leur intelligence.

C'est ainsi que s'exprimait Cœlius Aurelianus dans le premier siècle de l'ère chrétienne. Je me suis permis cette courte digression historique pour démontrer que si, aux époques les plus reculées, les méthodes restrictives, violentes, avaient leurs partisans, il s'est toujours trouvé des hommes plus humains et plus intelligents qui se sont élevés contre de pareils procédés. Je désire aussi, en évoquant le passé, me disculper, s'il en était besoin, du reproche d'*anglomanie* que l'on adresse si facilement aujourd'hui à ceux qui vont étudier chez une nation voisine les méthodes et les procédés régnants. Est-il nécessaire d'ajouter que le bien et le beau doivent être recherchés partout où ils se trouvent, et que les païens eux-mêmes peuvent au besoin, comme je l'ai prouvé en citant Cœlius Aurelianus, nous offrir des exemples de morale et d'humanité ?

Le non-restraint n'est pas la substitution d'une méthode restrictive à une autre. — Quant à la seconde objection qui est faite au système du *non-restraint*, à savoir que ce système n'est en réalité que la substitution d'une méthode restrictive à une autre, elle accuse de la part de ses auteurs une foi bien peu vive à nos moyens d'action sur les actes désordonnés et dangereux des aliénés. Elle semble indiquer, qu'en tout état de choses, la violence des malades ne peut être combattue que par la violence et par la contrainte physique. En présence de cette espèce de découragement, ou, si l'on veut encore, de cette ignorance de la manière dont le *non-restraint* a été fondé et maintenu avec le plus grand succès dans les principaux asiles de l'Angleterre, il me semble utile d'aborder la question par son véritable côté pratique en signalant comment les auteurs du *non-restraint* en sont arrivés aux résultats dont ils peuvent si justement se glorifier. J'aurai démontré par là même que le *non-restraint* n'est pas une chose factice, une illusion, un leurre de l'intelligence et des sentiments, ainsi que l'ont dit quelques auteurs prévenus contre le nouveau système des Anglais, *the new system*, mais que c'est là une véritable méthode qui a une base scientifique réelle.

Tout ce que je puis accorder aux détracteurs du nouveau système, c'est que les principes d'humanité sur lesquels il se fonde ne sont pas nouveaux. Cette concession une fois faite, il me sera facile d'établir que ce qui est nouveau en ceci, que ce qui est digne en tous points de notre imitation, c'est la sagesse et la constance qui ont présidé à l'impatronisation du *non-restraint* en Angleterre. Ce qui n'est pas moins digne d'éloges, c'est la foi vive qui a secondé les efforts des médecins anglais pour arriver à des résultats on ne peut plus désirables, qui sont la disparition de tous les anciens moyens de coërcition usités dans le traitement des aliénés ; c'est l'avénement d'un régime nouveau qui enlève aux infirmiers et préposés des établissements d'aliénés l'occasion de réagir par la violence et par la voie d'intimidation contre les actes désordonnés ou dangereux des aliénés. C'est, en un mot, la douceur substituée à la violence, la mansuétude et la modération remplaçant désormais la colère, les emportements, tristes passions auxquelles sont si facilement accessibles ceux qui remplissent la pénible mission de vivre au milieu des aliénés et de surveiller ces malades si irritables.

Au reste, il ne s'agit plus ici de défendre une théorie, ou, comme on affecte de le dire, une utopie irréalisable. Je vais raconter ce qui existe, ce qui est mis en pratique, d'une extrémité de l'Angleterre à l'autre, dans tous les asiles d'aliénés. Ce sont donc les faits et les faits seuls qui vont parler. Aussi, en traitant cette question au point de vue de son évolution historique, je n'aurai pas seulement la satisfaction de rendre justice à ceux qui le méritent, mais ce sera pour moi une précieuse occasion de faire connaître l'ensemble des procédés à l'aide desquels il est permis de réaliser les mêmes progrès dans tous les asiles qui offrent encore les traces d'un état de choses que nous cherchons tous les jours à faire disparaître.

III

De l'origine du *non-restraint* en Angleterre. — Des moyens employés par M. le docteur Conolly à Hanwell pour arriver à abolir les anciens procédés de coercition.

Historique du non-restraint. — C'est en 1839 que M. le docteur Conolly, le principal instigateur de la réforme qui a si heureusement été accomplie en Angleterre, fut nommé médecin en chef à l'asile de Hanwell dans le Middlesex. Cet asile, qui ne contenait pas moins de huit cents malades des deux sexes, était le plus important établissement d'aliénés en Angleterre, et le docteur Ellis, qui en avait été le médecin en chef, lui avait donné par ses travaux scientifiques une grande notoriété.

Toutefois le zèle et l'activité du médecin Ellis n'étaient pas parvenus à placer Hanwell dans une situation morale parfaitement satisfaisante, et là, comme dans tous les asiles anglais, du reste, régnait, au sein de l'agitation générale, le déploiement le plus extraordinaire qui se puisse imaginer de moyens coërcitifs.

Une seule exception existait néanmoins en Angleterre, et c'était l'asile des aliénés de Lincoln qui en donnait l'exemple. Il n'était question alors chez nos voisins que des moyens employés par le docteur Gardiner Hill, médecin de l'établissement de Lincoln, pour substituer d'autres moyens de traitement aux chaînes, aux camisoles, et autres engins de coërcition que l'on peut désigner sous le nom de *mechanical-restraint*, par opposition à *no-restraint*. Dans ce même asile de Lincoln, il paraîtrait qu'un médecin, M. le docteur Charlesworth, avait préparé les voies pour l'inauguration d'un régime plus humain, et conséquemment plus en rapport avec le véritable traitement moral des aliénés. Les efforts du docteur Charlesworth s'étaient portés vers la diminution progressive des moyens restrictifs, et un accident malheureux arrivé à Lincoln hâta encore la réussite des réformes qui existaient en germe. En 1829, un aliéné camisolé et abandonné sans surveillance dans son dortoir, mourait asphyxié, par l'effet même du moyen employé pour contenir ses mouvements. Cet événement nécessita une disposition réglementaire spéciale, et il fut arrêté que lorsque la camisole serait prescrite pour la nuit, un infirmier veillerait dans la chambre du malade afin d'empêcher des malheurs pareils à celui que l'on avait eu à déplorer. Cette mesure eut un double résultat. Elle prévint d'abord les morts par asphyxie sans compter des accidents moins formidables, mais elle démontra encore la complète inutilité de la camisole dans beaucoup de cas où l'on ne se faisait aucun scrupule de l'employer, et où l'on croyait même qu'elle était indispensable. Il suffisait en effet de la présence d'un surveillant pour prévenir le bruit et les querelles, et empêcher certains aliénés, les paralysés généraux surtout, de sortir de leurs lits, de se découvrir, pour se vautrer dans la paille souillée par leurs ordures, et de se livrer à certains instincts maladifs, comme de se coucher sur les dalles froides et humides de leurs cellules.

Les réformes opérées à Lincoln avaient eu, ainsi que je l'ai dit, un certain retentissement en Angleterre, mais il faut bien avouer aussi qu'elles étaient loin d'avoir obtenu l'assentiment général. On fit beaucoup d'objections et l'on ne manqua pas de raisons pour démontrer l'impossibilité de se passer d'une manière absolue des moyens coërcitifs. Bien mieux, le ridicule, dernière ressource de ceux qui n'en ont plus, vint s'attaquer aux efforts du docteur Gardiner Hill, et le ridicule est une arme aussi redoutable en Angleterre qu'en France. Toutefois le docteur Conolly qui, avant d'entrer en fonctions, était allé s'inspirer à Lincoln des procédés qui y étaient en usage, ne se laissa pas décourager. Il résolut d'introduire à Hanwell les améliorations dont il avait été le témoin, et qui étaient d'ailleurs parfaitement en accord avec les intentions que lui-même nourrissait dans son esprit depuis longtemps.

Introduction du non-restraint à Hanwell par M. le docteur Conolly. — Il est vrai d'ajouter qu'une enquête préliminaire opérée par les magistrats du Middlesex avait déjà préparé les voies en faisant ressortir l'état vicieux d'un asile destiné à devenir l'un des plus importants de l'Angleterre. Les inspecteurs avaient trouvé une quantité de malades confinés dans d'étroites, sombres et malfaisantes cellules, où ils étaient fixés à des anneaux rivés dans les murs. La visite médicale n'avait lieu qu'une fois par mois dans ces lieux de désolation, et, chaque soir à la brune, les malades étaient empaquetés et garrottés dans les auges où ils couchaient (*in their cribs*). Le dimanche, jour de repos pour les gardiens, les aliénés ne sortaient pas de ces espèces de mangeoires; et le lundi, jour de toilette générale, on procédait à cette opération en réunissant les gâteux dans une cour et en les aspergeant au moyen d'une pompe.

Bien d'autres inconvénients existaient encore qui rendaient difficile l'application immédiate d'un système nouveau destiné à améliorer le sort des malades, aussi bien qu'à adoucir leur caractère devenu violent sous l'influence d'une pareille hygiène morale. En premier lieu, il convient de mentionner l'insuffisance des infirmiers qui, très-mal rétribués, n'étaient pas, il s'en faut, à la hauteur de leur mission, et n'avaient pas même conscience de leurs devoirs.

Il en résultait que les malades restaient sans surveillance suffisante dans leurs cours, ainsi que dans les lieux où se réunissaient les travailleurs. Le désordre était à son comble au moment du coucher et du lever. Comment s'étonner alors de la fréquence des querelles, des luttes, des scènes violentes, des accidents de toutes sortes ainsi que des évasions ! Si l'on ajoute à ces nombreux éléments de trouble et de désordre, le défaut d'air, de lumière et de ventilation, l'insuffisance et la mauvaise qualité de la nourriture, la pauvreté des vêtements, qui cachaient à peine l'état de nudité des malades, on se fera à peu près une idée de la déplorable condition des asiles anglais, il y a de cela vingt ans à peine.

« Aussi, dit M. le docteur Conolly, lorsque je commençai à résider à l'asile, un an après que le docteur Ellis eut cessé ses fonctions, l'emploi des moyens de restriction était loin d'être limité au cas de manie violente. Énumération faite des divers instruments de contrainte usités en cet asile, on n'en comptait pas moins de 600 de toute espèce, dont la moitié au moins consistait en manchettes et autres instruments destinés à empêcher le mouvement des bras et des mains. Les infirmiers et infirmières abusaient, comme toujours, et pour les motifs les plus frivoles, de la latitude qui leur était laissée d'employer ces moyens de coërcition; leur principal but était de s'épargner les embarras d'une surveillance plus active. Du côté des femmes, il existait 40 malades perpétuellement en *restraint;* 14 d'entre elles étaient fixées sur des chaises de force (*coertion chairs*). Cependant, en septembre 1839, quelques mois à peine après l'introduction d'un nouveau régime, toutes ces malades se trouvaient débarrassées de leurs liens, et un examen attentif de 37 d'entre elles qui existaient encore à l'asile, deux ans après leur délivrance, démontra qu'une amélioration très-grande s'était manifestée dans leur manière de se conduire. Quelques-unes d'entre elles, regardées à juste titre comme dangereuses lorsqu'elles étaient camisolées, s'étaient améliorées au point de pouvoir être utilisées à certains travaux. Les autres étaient devenues inoffensives, contentes et avaient même repris un certain enjouement, *harmless and often cheerful* (1).

Il nous importe maintenant de connaître comment l'auteur de si importantes réformes parvint à concilier la liberté des aliénés avec la sécurité générale de l'asile. Cet examen nous apprendra que le *non-restraint* n'est point une chose factice, un leurre de l'intelligence ou des sentiments, une conception charlatanesque, comme quelques opposants n'ont pas hésité à le dire, mais que c'est là tout un système de traitement. Je puis affirmer à mon tour, qu'après avoir fait céder mes propres préventions à l'évidence des faits, je regarde le *non-restraint* comme la plus haute expression de ce qu'il est possible de réaliser dans l'intérêt de l'amélioration intellectuelle, physique et morale des aliénés confiés à nos soins. La raison en est facile à comprendre. Le *non-restraint* n'est que le couronnement de tous les perfectionnements qu'il s'agit d'établir, dans un asile, avant d'accorder aux malades cette liberté que les médecins anglais ont fini par réaliser, et qui fait de leurs établissements publics d'aliénés des modèles d'ordre et de tranquillité.

J'ai donné la description bien succincte de l'état déplorable dans lequel se trouvait l'asile de Hanwell, lorsque M. Conolly en accepta la direction médicale. Je laisse maintenant au bon sens pratique de cet éminent médecin le soin de nous dire comment il procéda dans la voie de la réforme. Nous puiserons dans ses propres paroles cet enseignement, que le *non-restraint* n'est pas une méthode qu'il suffise de prôner et d'imposer officiellement, mais qu'il n'est au contraire, ainsi que je le disais plus haut, que la conséquence naturelle de toutes les améliorations dont les médecins d'aliénés sentent impérieusement le besoin et qu'ils n'ont cessé, il faut le dire à leur louange, de réclamer partout en Europe. En d'autres termes il faut préparer les voies avant que le *non-restraint* soit jugé possible dans tel ou tel milieu déterminé.

Des améliorations qui précédèrent à Hanwell l'application du non-restraint. — Dès que la réforme fut établie en principe, dit M. le docteur Conolly, le comité de surveillance prêta les mains à l'introduction de tous les moyens destinés à améliorer l'hygiène physique et morale des aliénés de l'asile. On prescrivit

(1) Conolly, ouvrage cité, p. 190.

une nourriture plus abondante et de meilleure qualité. La ventilation de toutes les parties de l'édifice fut organisée d'une manière plus efficace et le nombre des bains fut augmenté. La surveillance devint l'objet d'un soin particulier. On avait, à juste titre, réclamé contre l'insuffisance des infirmiers et infirmières, et il devint désormais possible de se reposer sur le zèle et l'activité de ces utiles auxiliaires aussitôt que l'augmentation de leur traitement permit de faire des choix meilleurs. Les préaux et les cours ne restèrent plus sans surveillance; et l'ordre et la régularité s'établirent comme par enchantement dans toutes les parties du service. Les querelles des malades étaient prévenues par une surveillance incessante; les scènes de violence, si fréquentes autrefois, ne se renouvelaient pas, et le changement devint complet quant aux mauvaises habitudes antérieures des aliénés.

Le zèle des administrateurs s'étendit à tout ce qui regarde les vêtements et la literie des malades, et on tint la main aux soins de la propreté la plus minutieuse. Quant aux aliénés qui ne pouvaient être immédiatement appliqués au travail, il ne faut pas croire qu'ils fussent confinés dans les cours ou dans les chambres. On les sortait journellement de l'asile, et on les préparait ainsi par un exercice salutaire à se rendre utiles un jour. Les cours tristes et sombres furent converties en jardins d'agrément. Les récréations et les amusements que l'on introduisit dans ces lieux si désolés autrefois, étaient aussi profitables aux malades apathiques ou indifférents qu'à ceux dont l'activité au travail ou la nature d'esprit requéraient quelques instants de distraction et de repos.

De grandes modifications furent introduites dans le service divin. Des malades durent y assister avec ordre et décence. On encouragea l'usage des chants religieux, des livres de prières, et les différents exercices du culte furent dirigés par le chapelain de l'asile.

On trouva qu'il était utile d'instituer des registres où l'on consigna le mouvement des faits journaliers. Rien ne devait dans ce mouvement rester inconnu aux médecins, ni le nombre des malades employés aux travaux, ni les accidents qui pouvaient survenir à la suite des exacerbations passagères des aliénés. Il fut formellement interdit d'employer le restraint ou la réclusion sans en prévenir immédiatement le médecin (1).

(1) Cette seule prescription indique suffisamment que le système du *non-restraint* n'enlève pas aux préposés les moyens de se défendre contre les agressions dont ils peuvent être l'objet de la part des malades devenus momentanément

Les aliénistes qui, en France et en Allemagne, ont porté à un si haut point de perfection l'état moral de leurs asiles trouveront peut-être ces détails inutiles. Mais il ne faut pas oublier que je ne fais ici que l'historique de l'établissement du *non-restraint* en Angleterre. Je ne m'adresse d'ailleurs, d'une manière plus spéciale, qu'aux personnes qui entrent dans la carrière et qui ont intérêt à connaître comment il faut procéder à l'égard des aliénés. J'ai indiqué les améliorations générales qui doivent précéder l'intervention du *non-restraint*. Il me reste à signaler les conditions bien plus difficiles peut-être au moyen desquelles le *nouveau système*, comme l'appelle M. le docteur Conolly, a des chances de stabilité, et échappe au reproche dont il a été l'objet, non-seulement en France et en Allemagne, mais dans sa propre patrie, en Angleterre.

IV

Des moyens de maintenir le *non-restraint* dans un asile. — Manière de se conduire à l'égard des suicides et des malades aux tendances malfaisantes. — Objections et opposition des médecins anglais. — Coup d'œil sur l'état actuel des asiles anglais et sur le mouvement des esprits en faveur du nouveau système (1).

Parmi les difficultés que M. le docteur Conolly eut à surmonter pour modifier l'hygiène morale des asiles anglais, une des plus

dangereux. On a trop souvent fait ressortir le danger de la liberté laissée aux aliénés pour que je n'insiste pas ici sur le droit de légitime défense dans ces cas qui deviennent de plus en plus rares, lorsque les asiles sont bien administrés. Il est à remarquer, du reste, que les accidents dont les médecins et les infirmiers sont devenus les regrettables victimes ont le plus souvent pour auteurs des aliénés au délire prédominant des persécutions, et qui ne s'étaient signalés, ainsi que je l'ai dit plus haut, ni par l'exacerbation de leurs actes antérieurs, ni même par leurs menaces. Le meurtrier de notre collègue Jouffroy était un épileptique très-inoffensif jusque-là.

(1) J'emploie le terme de nouveau système (*new system*) de M. Conolly. Ce terme a, je le sais, blessé quelques médecins qui ont cru devoir réclamer la priorité en faveur de Pinel. On n'attendra pas d'un médecin aliéniste français qu'il aille exalter le *non-restraint* au détriment d'une gloire aussi européenne que celle de l'illustre Pinel. Je me permettrai seulement une réflexion. Si l'idée de la réforme à propos des aliénés appartient incontestablement à Pinel, cela n'empêche pas que ceux qui sont parvenus à réaliser une méthode aussi salutaire que celle du *non-restraint* n'aient pareillement introduit une nouveauté dans les asiles où s'exerçait leur action. L'idée de Pinel contenait en germe tout ce qui s'est fait depuis; mais il ne suffisait pas de briser les chaînes des aliénés, il fallait encore arriver à une réalisation plus complète, à une application plus générale de cette idée humani-

considérables fut incontestablement celle de changer la disposition d'esprit des infirmiers, surveillants et autres préposés des asiles. Un grand nombre ne pouvait croire qu'il fût possible de faire autre chose que ce que l'on avait fait jusqu'alors, et quant à ceux qui convenaient intérieurement de la nécessité d'une réforme, il s'agissait de modifier leurs habitudes d'insouciance et de paresse. Il importait, et c'était là le point difficile, de faire revivre en leurs cœurs des sentiments que l'emploi abusif des moyens de coërcition à l'égard des aliénés avait depuis longtemps fait évanouir.

M. Conolly émet l'observation très-judicieuse que les infirmiers qui ont vécu longtemps dans un asile où le système restrictif est largement appliqué, se font remarquer par leur apathie et par le défaut absolu de ressources intellectuelles dans les cas difficiles. On sait que les aliénés qui tombent en démence ou en imbécillité n'ont plus aucun soin de propreté. Ils souillent leurs vêtements, les déchirent et avalent toutes sortes d'immondices. Il est néanmoins constant que ces mêmes êtres dégradés peuvent, grâce à une bonne surveillance, ainsi qu'à des soins attentifs de tous les instants, revenir à des habitudes meilleures. Mais que de zèle, de patience et de dévouement ne faut-il pas en des occurrences pareilles ! Et comment s'étonner si l'apathie insouciante de la nature humaine préfère les moyens de violence aux moyens de douceur, et si la camisole de force, généralement employée autrefois, était le suprême argument auquel on avait recours à l'égard des aliénés agités ou incommodes, alors surtout que l'ignorance généralement plus grande où l'on était du véritable tempérament des aliénés, n'était remplacée par aucun sentiment de bienveillance et d'humanité !

Des moyens à employer contre les aliénés qui se déshabillent et qui déchirent. — Cependant il est juste de ne pas exiger de la nature humaine plus qu'elle ne peut produire, de ne pas imposer aux autres des devoirs que nous n'aurions ni le courage ni la force d'accomplir. Il faut donc venir en aide aux infirmiers, diminuer l'ingratitude de leur tâche, ainsi que les dangers auxquels ils peu-

taire. Or c'est, à ce qu'il me semble, la voie dans laquelle sont entrés les médecins anglais, quoique je me rende facilement compte de certaines exagérations que je suis loin d'approuver, et qui sont inséparables du mouvement imprimé aux esprits par la mise en pratique de toute idée de réforme.

vent être exposés. C'est à quoi l'on a voulu pourvoir en Angleterre en confectionnant pour les malades qui ont l'habitude de se déshabiller, des vêtements qui se ferment par derrière, soit avec des crochets, soit avec des lacets. Il en est qui déchirent avec leurs dents les parements et les manches de leurs vêtements. On s'est bien trouvé de substituer en ces parties le cuir aux étoffes ordinaires. Beaucoup de malades ont la manie de se déchausser et de marcher pieds nus ; on est parvenu à leur faire garder leurs souliers en les convertissant en espèces de demi-bottines dépassant les malléoles, et fixées autour de la jambe par une lanière en cuir vissée ou simplement fermée avec un bouton (1). Aux malades qui se lacèrent la figure, déchirent les couvertures de leurs lits, il a suffi, pour les corriger de leurs mauvaises habitudes, de leur conserver un vêtement supérieur qui se terminait en forme de gant uni-digitaire. Mais on évita soigneusement de recourir à aucun des moyens autrefois employés pour fixer les mains aux rebords du lit ou les coudes à une ceinture en cuir attachée autour des reins.

Épileptiques. — Il était d'usage en Angleterre et autres lieux de maintenir les épileptiques par un bras à un des rebords du lit. Il en résultait des inconvénients de plus d'une sorte, et entre autres que ces infortunés ne pouvaient alterner de côté et prendre une position favorable au sommeil. Antérieurement au docteur Conolly, plus de cent épileptiques étaient ainsi fixés dans leurs couches à Hanwell (2). Depuis la suppression du *restraint* nocturne à l'égard de ces malades, on observa bien moins de chutes ou accès épileptiques, d'exacerbations dans leur état, et de morts par asphyxie.

Aliénés suicides. — Mais que faire des infortunés qui sont dominés par la fatale tendance au suicide? Car voilà bien, de

(1) A plusieurs de nos femmes de l'asile de Saint-Yon on appliquait la camisole parce qu'elles se déchaussaient et se déshabillaient ; nous sommes parvenus, au moyen des souliers et des vêtements fermés par derrière, à leur épargner ce moyen de contrainte, dont le principal inconvénient, en ces circonstances, est de les rendre gâteuses.

(2) En Angleterre, les épileptiques couchent sur des lits peu élevés, et des matelas posés par terre sont destinés à amortir le danger des chutes. Il est possible de maintenir les épileptiques et les paralysés généraux dans leurs lits au moyen de rebords mobiles et matelassés qui, se vissant aux parties supérieure et inférieure du lit, peuvent se relever la nuit et être maintenus avec des crochets.

tous les aliénés, ceux qui nous donnent les plus vives préoccupations dans nos asiles ; et il semble que ce serait, jusqu'à un certain point, chose raisonnable que de plaider en leur faveur le maintien des moyens de restriction. Eh bien ! voici ce que l'expérience a appris au médecin de Hanwell et à ceux qui, dans les autres asiles anglais, ont eu le mérite de marcher sur ses traces.

Les aliénés suicides sont ordinairement ceux qui, avant d'être placés dans les asiles, ont été soumis à des moyens contentifs extrêmes dans leurs familles. On les amène le plus souvent garrottés par les pieds et par les mains, et ils sont dans un état déplorable d'émaciation. Il est facile de comprendre qu'en rendant à ces malades la liberté de leurs mouvements, on produit un premier soulagement qui permet ensuite de s'occuper avec plus de sollicitude et de sûreté de tous les moyens propres à modifier le mauvais état de leur système digestif et circulatoire, à réparer leurs forces et à leur procurer de la sédation et souvent la guérison. Il est certain que ces malades ont besoin d'une surveillance particulière ; on ne les laissera pas toujours coucher seuls; on éloignera d'eux les instruments à l'aide desquels ils pourraient accomplir leurs funestes desseins; mais on ne perdra pas de vue que si l'on veut obtenir leur guérison, la camisole de force est le dernier moyen qu'il faille mettre en usage, car c'est augmenter leur irritabilité, entretenir leurs idées de désespoir et les tourmenter en pure perte (1). Trente cas de suicide ont été traités dans l'espace de dix-huit mois dans ce bel asile de Derby, dont j'ai parlé et que j'ai visité avec tant d'intérêt, sous la conduite de son médecin résidant, M. Hitchmann, et aucun de ces malades n'a attenté à ses jours. Sans doute, en l'absence de tout moyen restrictif, ils doivent être surveillés d'une manière toute particulière, soit de jour, soit de nuit. Mais, encore une fois, quoique plusieurs de ces aliénés suicides eussent fait des tentatives de destruction sur leurs personnes, avant de venir à l'asile, on n'eut à regretter, pour aucun d'eux, de ne les avoir pas camisolés.

(1) A Saint-Yon, j'ai trouvé établi l'usage rationnel de réunir dans un dortoir commun, où ils étaient surveillés la nuit, les aliénés suicides. Cependant je ne me suis pas astreint à conserver pendant le jour, rassemblés dans le même local, les aliénés suicides dont les accès arrivent périodiquement et qui peuvent être surveillés avec facilité dans les quartiers généraux. Rien ne me semble plus contraire au traitement que d'agglomérer ainsi des malades qui, par la similitude des idées délirantes ou de leurs actes malfaisants, ne peuvent qu'exercer les uns sur les autres une fâcheuse influence.

Des aliénés furieux, agités. Comment agir à leur égard? — Enfin personne ne peut nier que chaque asile ne contienne un certain nombre de malades dont l'agitation peut, sous certaines influences déterminées, s'exagérer jusqu'à la fureur. Les aliénés épileptiques et alcoolisés nous en offrent de fréquents exemples. Les malades dont la folie dépend d'influences héréditaires nous présentent aussi des exacerbations périodiques avec grande agitation. Certaines aliénées hystériques sont dans le même cas. D'un autre côté, comme l'a très-bien enseigné Esquirol, la fureur est un accident, un symptôme; c'est, d'après son expression pittoresque, la colère du délire. La fureur, ajoute ce grand médecin, éclate dans toutes les aliénations mentales, même dans la démence; elle éclate dans plusieurs maladies que l'on ne peut confondre avec la manie, telles que la méningite, l'hystérie, l'hydrophobie; elle éclate après l'ivresse, après l'usage de certains poisons....

J'ai fait ressortir, dans mon traité des *Maladies mentales*, ce fait que la fureur peut être pareillement produite dans la folie par des procédés intempestifs, irrationnels, barbares, tels que ceux que l'on employait dans les temps passés. Rien, en effet, n'était si commun que la fureur dans les asiles d'aliénés, à l'époque où ces malheureux étaient en grande partie enchaînés et réduits à passer leur existence dans de sombres cachots. Mais, en dehors de cette cause déterminante, il est impossible que, sous des influences pathologiques qui nous sont bien connues, il ne surgisse, dans une accumulation donnée d'aliénés, des cas d'exacerbation maniaque se prolongeant plus ou moins, et se compliquant plus ou moins aussi de fureur et d'impulsion irrésistible à des actes malfaisants ou dangereux.

Ce que j'ai dit du choix meilleur des aliénés dans les asiles anglais ne doit pas porter à induire que les accès d'agitation furieuse, pour être moins fréquents peut-être que dans les asiles du continent, y soient inconnus. Quel que soit le tempérament plus pacifique d'une nation, une affection du système nerveux agit toujours, je pense déjà l'avoir dit, selon le mode de sa nature, et détermine, en tout temps et en tous lieux, les mêmes phénomènes pathologiques dans la sphère des fonctions physiologiques, intellectuelles et affectives. Seulement, il est bon de faire remarquer que l'intensité de ces phénomènes, leur durée, le danger qui en résulte, sont toujours en rapport avec le milieu dans lequel ils se développent. Si ce milieu est généralement calme et tranquille, l'agitation intercurrente des malades, ne trouvant pas d'éléments d'activité, finit par se calmer plus aisément. D'un autre côté, les asiles anglais n'ont pas plus que les nôtres le droit de refuser l'admission de certains malades furieux, dont la séquestration est prononcée d'office et qui sont ordinairement amenés avec un grand déploiement de moyens coërcitifs, par la raison que les tentatives d'homicide auxquelles ils se sont livrés les ont rendus dangereux. Qu'il me soit permis d'en citer deux ou trois exemples qui nous prouveront que les aliénés les plus incoërcibles en apparence, les plus dangereux dans le fait, sont modifiés d'une manière plus heureuse par les moyens de douceur que par des moyens répressifs.

Exemples d'aliénés furieux dans les asiles anglais. — On lit dans le premier rapport publié sur l'asile de Derby par le docteur Hitchmann en 1853, rapport cité par M. Conolly, qu'on lui amena un jour dans cet asile un homme dans un état de complète nudité. Un simple lambeau de vêtement lui entourait les reins, et ses mains étaient fortement serrées. Cet aliéné, de haute stature, d'aspect formidable ne voulait pas se tenir debout. Il résistait à toutes les tentatives faites pour l'habiller et le coucher, et il semblait avoir depuis longtemps perdu l'habitude de reposer dans un lit. Il poussait des hurlements à la manière d'un chien qui a perdu son domicile, et son domicile à lui ne paraissait avoir été que le monde extérieur où il vivait en vagabond, couchant dans les bois et les lieux solitaires, ainsi qu'un animal sauvage. Dans la description qu'il en donne, le docteur Hitchmann dit que ce malheureux être dégradé ne semblait mû que par les instincts de la plus basse animalité. Il n'exprimait ses sensations que par ses cris, par sa frayeur et par ses larmes. A voir sa tête hérissée, ses lèvres épaisses, ses avant-bras formidables, on était plutôt tenté de le ranger dans la classe de certains singes que parmi les êtres humains ; tant il est vrai de dire, ajoute M. Hitchmann, que lorsque les influences de la maladie se combinent avec l'abandon de l'individu et le manque de toute éducation, il n'y a état de dégradation misérable dans lequel l'homme ne puisse tomber.

Il est intéressant de savoir maintenant ce que devint cette espèce d'idiot quinze mois après son entrée. Je laisse parler M. le docteur Hitchmann. « Il se promène actuellement dans les galeries, proprement vêtu ; il sourit quand on l'approche, tend amicalement la main à ceux qu'il reconnaît et qui ont été bienveillants pour lui. Il s'assoit à table avec les autres, permet qu'on le rase, qu'on le couche, et il a pris l'habitude de se tenir debout. Il ressemble en un mot à un être humain (*looks as if he belonged to the children of men.*) »

Un autre aliéné, venu d'un *Work-house*, était bien plus redoutable encore. Doué d'une force herculéenne, haut de six pieds, trois gardiens avaient à peine suffi pour l'amener garrotté. Il avait terrassé l'un d'eux, et si l'application de la camisole paraissait indiquée, c'était bien dans un cas semblable. Les hurlements de ce furieux, criant sans cesse au meurtre, à l'assassin, ajoutaient encore à la terreur qu'il inspirait. Cependant, quelques minutes après son arrivée, on le débarrassa de ses liens; il ne fut traité que par les moyens de l'ordre moral et il redevint parfaitement raisonnable et calme (1).

A l'appui de ces deux faits, j'en citerai un troisième qui les corrobore, et qui m'a été révélé par M. Battel, ancien administrateur des hospices de Paris. En 1847, ce fonctionnaire visitait l'asile de Bicêtre avec le fils du docteur Conolly. Un aliéné violent, attaché depuis plusieurs jours sur le fauteuil de force, vociférait d'une manière incessante, et la salle où il était retenu retentissait de ses formidables cris. Le surveillant de service déclarait qu'on ne pouvait sans danger lui laisser la liberté de ses mouvements. L'administrateur demanda alors à M. Conolly ce que ferait son père si un tel malade était confié à ses soins. « Il ferait, « répondit ce jeune homme, ce que je vais faire moi-même si « vous voulez me le permettre : il couperait immédiatement les « liens de cet infortuné, et le laisserait à ses impulsions en le fai- « sant convenablement surveiller. » Cette tentative valait la peine d'être faite : le malade fut aussitôt détaché. A peine affranchi de ses entraves, il se promena dans le préau de la manière la plus paisible et la plus inoffensive, adressant de vifs remercîments à ceux qui l'avaient affranchi de la torture à laquelle il était soumis. Quinze jours après, il sortait guéri de l'asile.

(1) Il est bon de faire observer que ce sont précisément les aliénés amenés dans ce pitoyable état, et qui chez eux n'ont pu être maintenus que par la force matérielle, que ce sont précisément, dis-je, ces aliénés qui sont le plus favorablement influencés par le calme et la tranquillité qui règnent dans un asile bien ministré.

Aliénés évadeurs. — Il est d'autres malades qui offrent peut-être plus de difficultés encore que ces sortes de furieux, et dont la patience anglaise a fini par dominer les tendances. Je veux parler des aliénés qui ont la manie de l'évasion. Jamais ce besoin de s'évader ne s'était montré avec autant d'intensité que chez un aliéné de la retraite à York. C'était un ouvrier forgeron que l'on installa dans un lieu où il pouvait se livrer à son industrie en compagnie d'un infirmier qui ne le quittait pas plus que son ombre (1).

Lorsqu'au bout de quelque temps le besoin de se sauver était devenu irrésistible, on le changeait d'occupation en l'appliquant aux travaux des champs et l'on cherchait par mille moyens de l'ordre médical, intellectuel et moral, à modifier cet état d'éréthisme du système nerveux qui portait le malade à ne se trouver bien que là où il n'était pas.

Sans doute il y avait, dit M. le docteur Kitching, médecin de l'asile des Amis (*Friends retreat*), un moyen de couper le nœud gordien de la situation, c'était de mettre à cet aliéné évadeur la camisole aux bras et les entraves aux pieds. Mais ce n'est pas ainsi qu'il faut agir, ajoute cet honorable médecin dont j'ai eu l'avantage de faire la connaissance dans l'établissement des Amis à York..... On doit, dit-il, se placer résolûment en face de la difficulté, l'user comme on fait d'un verre à travers lequel on regarde ensuite pour s'aider à bien voir tout ce qu'il est nécessaire d'entreprendre dans l'intérêt de la santé du malade..... Et, d'ailleurs, dans le cas précité, on se demande si l'impossibilité matérielle où l'on aurait mis le patient de se sauver aurait amené la guérison de son état maladif. Poser la question en ces termes, c'est la résoudre. « Sans doute, dit le docteur Conolly, il faut s'attendre à des difficultés ; il est nécessaire de mettre en usage toutes les ressources de la médecine et du traitement moral, pour dominer les tendances de certains malades ; mais aussi on a en perspective le soulagement de l'aliéné et sa guérison, tandis que les moyens de coërcition matérielle dégradent le patient et pervertissent les éléments de

(1) Quelques médecins prétendent que c'est là une double torture infligée à l'aliéné et à celui qui est chargé de sa garde. Mais j'ai déjà fait observer qu'il ne faut pas exiger de la nature humaine plus qu'elle ne peut produire. Dans les cas de ce genre, on comprend qu'il soit nécessaire de changer souvent d'infirmier, et ne pas imposer au même individu une surveillance perpétuelle qui dépasse les forces et la patience des hommes les plus fortement trempés.

la thérapeutique dans les établissements où le *restraint* est regardé comme une nécessité. »

Des objections faites au non-restraint. — Les observations que je viens de citer, font naître involontairement dans l'esprit des objections dont je ne puis amoindrir l'importance ; j'ai hâte de les reproduire et d'y répondre. Tout est possible, me dira-t-on, dans l'application d'un système si excessif qu'on le puisse imaginer. Vous ne voulez ni de la camisole ni des entraves ; il vous répugne de fixer les malades récalcitrants dans leur lit, et de les placer dans des baignoires fermées qui les maintiennent, et les empêchent soit de se sauver du bain, soit de se plonger la tête dans l'eau au risquede se noyer.

Mais de deux choses l'une : si vous ne mettez pas un frein aux mouvements incoërcibles de certains aliénés, à leurs impulsions désordonnées, dangereuses et irrésistibles, vous êtes obligé d'employer les mains des infirmiers (*ministrantium manus, potius quam vincula*), ainsi que le disait Cœlius Aurelianus, et de changer ces derniers en camisoles vivantes; ou bien encore vous n'avez d'autre ressource que de renfermer les aliénés furieux dans leur cellule, et, dans ces deux cas, voyez les inconvénients. Est-il rien qui irrite davantage les hommes que de se voir contenus par d'autres, et dans les efforts qu'ils font pour s'échapper, n'avez-vous pas à craindre les luttes et tous les dangers qui en sont la conséquence? Dans le deuxième cas, vous privez les malades d'air et de lumière et de mouvements, toutes choses qui leur sont indispensables. Vous ne camisolez pas les malades avec un vêtement de toile, cela est vrai, mais vous les environnez d'un mur à travers lequel vous ne pouvez plus voir ce qu'ils font, ni vous assurer si, dans leur désespoir, ils ne vont pas attenter à leurs jours. Sans doute nous admettons avec vous que la camisole est un moyen humiliant, dégradant jusqu'à un certain point; mais, encore une fois, de deux maux il faut choisir le moindre. Et d'ailleurs, l'application de ce moyen de contrainte ne doit être que momentanée. Quand on a revêtu de la camisole l'aliéné furieux, méchant ou dangereux, il est libre de ses mouvements ; il peut prendre de l'exercice, se promener dans les cours et les jardins. L'hygiène est sauvegardée, et votre malade n'est pas soustrait à votre observation.

Quoique j'aie déjà en partie répondu à ces objections en faisant ressortir une foule de procédés à l'aide desquels on pourrait se passer de la camisole, sans priver le malade du bénéfice qu'il retire de la locomotion et de la promenade en plein air, je fais néanmoins la part de ce que ces objections contiennent de vraiment sérieux et je vais en discuter la valeur.

Le maintien des agités par la main des infirmiers ne doit pas être posé en principe. —Il est incontestable que si le maintien des agités par les mains des infirmiers devait, en tout état de cause, remplacer la camisole, ce serait là un supplice tellement intolérable, que le grand promoteur du *non-restraint* en Angleterre donne parfaitement à entendre que la coërcition au moyen de la camisole de force est préférable à la coërcition opérée par les mains d'infirmiers vigoureux. Nous n'avons cessé de répéter, dit M. Conolly, que la substitution des mains des infirmiers à la camisole et que le choix de ces agents, basé uniquement sur leur grande force physique, n'ont jamais constitué une partie du système *non-restraint* pratiqué à Hanvell. *It has been again and again explained that the substitution of the attendants hands, and the selection of attendants, merely an account of their strength, has never formed any part of the system of no-restraint as pursued at Hanwell.*

Si donc j'ai bien compris l'esprit du système de M. Conolly, je vais pouvoir en inférer qu'il ne faut en rien exagérer l'application des meilleurs procédés. Cet éminent praticien fait parfaitement la part de certaines difficultés imprévues et les conversations particulières que j'ai eu l'avantage d'avoir avec lui me confirment dans l'opinion qu'il ne lui viendra jamais à l'idée de blâmer les précautions prises dans les cas de légitime défense. On peut avoir à se préserver de la rage momentanée d'un furieux aux tendances homicides, ainsi que cela arrive parfois avec des aliénés épileptiques. J'ai dû, en ce qui me regarde personnellement, fixer sur son lit un malade suicide qui s'était fracturé les deux jambes et qui, malgré cette position critique, faisait les plus grands efforts pour se lever et défaire son pansement. J'ai préféré, dans ce cas, et les partisans les plus exclusifs du *non-restraint* ne pourraient m'en faire un reproche, maintenir ce malade en fixant mécaniquement ses bras et ses jambes plutôt que de le faire tenir par des infirmiers, dont la seule présence l'exaspérait.

On cite encore des cas où des malades, disposés au suicide ou à l'homicide, ont prié instamment le médecin de leur faire appliquer la camisole pour sauver les autres de leur fureur, et se préserver eux-mêmes de leurs propres atteintes. Je ne niè pas la possibilité de ces faits ; mais de pareilles manifestations doivent être considérées comme de très-rares exceptions, et elles n'infirment pas une règle générale. Je suis au contraire d'avis que l'abus que l'on a fait de la camisole a dépassé de beaucoup le bénéfice que l'on croit en avoir tiré. J'ai connu des aliénés qui avaient si longtemps porté ce vêtement coërcitif, que leurs bras en étaient ankylosés et atrophiés. J'en ai vu d'autres chez lesquels l'habitude d'être en restriction était tellement invétérée que, dans leur démence, ils tendaient les bras vers la camisole comme vers une partie intégrante de leur habillement, et souriaient d'une manière niaise quand ils en étaient revêtus.

Des accidents causés par la camisole. — On cite ce qu'a d'odieux la coërcition par les mains des infirmiers, et je suis parfaitement de cet avis. Mais croit-on qu'il soit possible de mettre la camisole à certains aliénés récalcitrants sans employer la force des mains et des bras (*ministrantium manus*), sans entrer en un mot en lutte avec eux ? J'ai plus d'une fois été le triste témoin de ces luttes alors que la croyance à la nécessité de la camisole était invétérée dans nos asiles (1). Des infirmiers vigoureux se saisissaient d'un aliéné et le terrassaient. Ils lui plaçaient un genou sur la poitrine, au risque de lui casser les côtes (2), et lui enveloppaient la tête avec un tablier, au risque de l'étouffer. Ce n'est que lorsque l'aliéné, épuisé par ce duel inégal, se rendait enfin, que l'on pouvait parvenir à le camisoler. J'ai vu mettre la camisole pour les motifs les plus futiles, pour une simple menace non suivie d'effet, pour un propos injurieux, pour le refus ou la mauvaise volonté mise à travailler ou à manger, et j'ai pu constater que l'irritabilité de certains gardiens, leur paresse, leur mauvais vouloir, exagéraient, à leur insu même, les dangers provenant de l'état mental de certains aliénés. Je pourrais citer des accidents sans nombre arrivés dans des occurrences semblables, et si je recueille bien mes souvenirs, en me reportant à l'époque où la

(1) Je me plais à constater que l'usage de la camisole va en diminuant dans les asiles français. C'est ce que nous verrons dans la partie de ce travail où je citerai des extraits de ma correspondance avec les principaux médecins de nos asiles.

(2) C'est dans une circonstance de ce genre que M. le docteur G....., placé à l'asile de X...., eut le sternum brisé par le genou d'un infirmier, et qu'il en résulta pour lui une infirmité incurable.

camisole était beaucoup plus usitée que de nos jours, je reste persuadé que beaucoup d'aliénés sont morts d'affections de la poitrine et autres organes, parce que l'usage constant de la camisole nous empêchait d'aborder le malade avec les éléments de diagnostic dont nous disposons, alors que nous pouvons librement l'ausculter, le percuter et nous rendre compte de l'état de la circulation et de la respiration. Ces considérations ne suffisent-elles pas à établir que le système du *non-restraint* n'est pas une simple utopie, un excès de sentimentalisme, mais qu'il repose tout entier sur des indications médicales nettes, précises, positives, dont les médecins doivent seuls, dans un asile, être les interprètes naturels.

Manière de comprendre la séclusion en Angleterre. — Examinons maintenant s'il est vrai de dire que l'abolition d'un moyen de contrainte n'est que son remplacement par un autre mode de *restraint*, et si en réalité, dans les asiles anglais, l'isolement cellulaire, autrement dit la séclusion, remplace la camisole de force.

Rappelons d'abord que, dans les asiles anglais, la plupart des malades couchent dans des chambres qui donnent sur de larges corridors. Ces longs et immenses couloirs, bien chauffés, du reste, et bien ventilés, ornés de tout ce qui peut flatter et réjouir les regards, servent d'habitation de jour. Il existe en outre, dans les grands établissements anglais, des salles de réunion où les malades viennent prendre le thé, et se livrent au plaisir de la musique, de la danse et d'autres divertissements.

Les cellules pour les aliénés tranquilles n'offrent rien de particulier, si ce n'est que les turbulents et les criards sont placés, la nuit, dans des endroits munis d'une double porte, qui a pour but d'amortir le son, et d'offrir plus de résistance aux violences du malade lorsqu'il est pris d'un état d'agitation.

Quant aux cellules préparées pour les aliénés violents à Bethlem, on en a revêtu les murs et les planches de plaques formées d'un mélange de caoutchouc et de liége. En examinant avec soin cette matière, il semble, dit M. Deboutteville dans son Rapport sur les asiles anglais, qu'elle a été obtenue par l'introduction d'une grande quantité de liége râpé dans du caoutchouc liquéfié, et que la masse, après avoir été coulée dans un moule, et s'y être coagulée, a été divisée par la scie en plaques de 2 mètres de longueur, sur 30 à 35 centimètres de largeur, et 3 à 4 centimètres d'épaisseur. Les plaques elles-mêmes paraissent avoir été fixées aux murs et au sol au moyen d'un enduit très-résistant et sans emploi de clous et de chevilles. Entre les plaques qui lambrissent les murs, il existe des interstices de 2 à 3 millimètres.

Ce revêtement est très-solide, assez compressible pour que les coups n'occasionnent pas de retentissement et pour préserver à peu près complétement de la violence des chocs le malade qui chercherait à se heurter contre les murs. Cependant on a cru devoir mieux faire encore à Devizes, en garnissant le plancher de pareilles lames de caoutchouc et de liége, et rembourrant toute la surface de la cellule, y compris la porte et le volet intérieur de la croisée, d'une épaisse couche de crin, revêtu d'une étoffe blanche très-résistante et imperméable à l'eau. Enfin, à Colney Hatch, quelques cellules ainsi matelassées sur une hauteur de 2 mètres ou 2^{m},20 ont aussi leur pavé rembourré de la même manière. De plus, un tabouret percé, fixé à la porte de la cellule et contenant un vase de nuit que l'on enlève extérieurement par un guichet au bas de la porte et fermé à clef, est garni de tous côtés avec le même soin. (Debouteville, *Rapport sur la visite aux asiles anglais*, p. 25) (1).

Voilà quel est le système cellulaire des Anglais, qui n'offre rien de bien effrayant, lorsque surtout les cellules sont bien aérées, bien ventilées, ainsi que cela a eu lieu en Angleterre (2). La nécessité d'avoir des cellules d'isolement pour quelques malades plus agités et plus turbulents que d'autres, n'est niée aujourd'hui par aucun praticien. J'ai pu, il y a dix ans, dans un autre asile,

(1) Depuis mon retour d'Angleterre, nous avons pu organiser quelques cellules de ce genre. Elles remplissent le même but, qui est d'isoler pendant quelques instants des aliénées qui, dans leur aveugle fureur, brisent et déchirent, frappent leurs compagnes et cherchent à se faire du mal à elles-mêmes. Ces cellules ont été organisées avec bien moins de frais qu'en Angleterre. Il suffit de garnir les parois d'une chambre avec de la zostère maintenue entre une double enveloppe de toile à voile. La partie extérieure est enduite d'un vernis qui augmente la résistance de l'étoffe et permet de la laver lorsque les malades l'ont souillée. L'autre partie est fixée au mur et se rattache à une cloison que l'on établit préalablement. C'est un véritable matelas, ayant 5 à 6 centimètres d'épaisseur et bien suffisant pour empêcher les malades de se faire du mal en se frappant la tête.

(2) On comprend seulement qu'en raison du vaste développement architectural que comporte un établissement de 1,000 ou 1,200 malades, logés dans leurs chambres, les cellules ne présentent pas toujours des proportions bien étendues. Mais les Anglais comprennent maintenant la grande économie qu'il y a de faire coucher les aliénés dans des dortoirs communs.

céder à une inspiration administrative malheureuse et irrationnelle, en prêtant la main à la destruction absolue des cellules existantes; mais je confesse que j'étais dans l'erreur. Il est vrai que les loges qu'il s'agissait de détruire étaient horribles et inhabitables; mais on ne devait pas en faire découler le principe de l'inutilité absolue des cellules. Il est des aliénés criards, tapageurs, insociables; il en est qui sont trop fortement agités pour coucher avec d'autres dans les mêmes dortoirs. Aussi, dans l'expérience tentée à l'asile dont je parle, la destruction des cellules a-t-elle coïncidé avec un redoublement de cris et d'agitation dans certains dortoirs, et avec un déploiement plus grand de moyens coërcitifs pour maintenir les aliénés turbulents dans leur lit. On voit dans ce fait le danger des exagérations dans le traitement moral des aliénés, et je tiens à démontrer que la croyance où l'on est généralement en France que l'isolement cellulaire ou la séclusion a été, pour ce qui regarde les asiles anglais, substituée à la camisole, est une croyance erronée. Qu'il y ait eu, dans le principe, des exagérations blâmables au point de vue de l'encellulement, je ne veux pas le contester; mais je ne puis mieux faire, dans une question aussi délicate, que de citer les judicieux conseils que donne à ce propos le propagateur du *non-restraint* en Angleterre.

Principes de M. Conolly sur la séclusion. — « On peut, dit cet éminent médecin, abuser de tous les moyens destinés à remplacer le restraint, comme on le fait du restraint lui-même.... Ils sont tous susceptibles d'être présentés sous un jour faux, et la séclusion, ce moyen si utile, si simple, si recommandé par les plus grandes autorités médicales, n'est pas plus que les autres à l'abri de toute interprétation erronée.

« On entend par séclusion qu'un aliéné, dans sa période d'excitation, sera momentanément soustrait à tout ce qui peut agir douloureusement sur ses sens dans des cours où il est confondu avec d'autres malades. On l'enlève à un milieu bruyant; on lui épargne le spectacle d'une foule d'aliénés aussi violents que lui. On le préserve, en un mot, de l'influence de toutes les causes qui peuvent accroître son irritabilité. Mais, hâtons-nous d'ajouter que le mode d'après lequel doit s'opérer la séclusion, donne immédiatement la valeur du bénéfice qu'il est permis d'en tirer. Si la séclusion est opérée avec violence, si elle est accompagnée de paroles injurieuses et offensantes, si elle est employée comme moyen de punition, soyez certain qu'elle produira tous les mauvais effets moraux du *restraint* lui-même. L'effet ne sera pas moins désavantageux, si on emploie inconsidérément la séclusion dans les cas récents. Elle exaspérera l'aliéné au lieu de le calmer. Le malade agité a besoin de la liberté de ses mouvements (*freedom of action*). Il trouve du calme dans un violent exercice musculaire, et il serait bien à désirer que, dans chaque asile, il y eût des cours bien aérées où un malade violemment agité pût, en dehors de la vue de ses co-aliénés, se livrer à ses ébats pendant une heure ou deux (1). C'est après deux ou trois heures d'exercice, selon l'indication de son état maladif, qu'il peut être avec avantage isolé dans sa cellule. Il n'est pas téméraire de présumer, si l'on veut bien s'en rapporter aux lois de la physiologie et de l'hygiène, que le calme, et parfois même un sommeil bienfaisant, succéderont à cet exercice. Il en résultera, dans tous les cas, une sédation assez grande pour que les infirmiers puissent se mettre en rapport avec le malade et achever de l'adoucir par de bonnes paroles et par des soins intelligents (2). »

Or, je le demande maintenant, est-il possible de poser d'une manière plus judicieuse les règles de la séclusion ? Est-on bien en droit, après cet exposé de la méthode, de soutenir que le système du *non-restraint* n'est qu'un *restraint* sous une autre forme? Et s'il m'était possible d'entrer dans plus de détails, on verrait avec quel soin, avec quelle sollicitude l'auteur du *non-restraint* s'étend sur tous les procédés à l'aide desquels on doit opérer la séclusion sans irriter le malade, sans lutter avec lui, et exaspérer ainsi sa situation. M. Conolly ne requiert que deux ou trois infirmiers intelligents pour circonvenir l'aliéné furieux, lui parler avec dou-

(1) Rien de plus avantageux qu'une pareille méthode de traitement pour les malades violemment agités ; malheureusement l'encombrement et la mauvaise disposition intérieure de nos asiles nous empêchent, la plupart du temps, de mettre en pratique d'aussi utiles prescriptions. On a parlé du travail comme du meilleur moyen de sédation pour les malades agités ; je suis moi-même grand partisan de la méthode du travail, mais je ne puis m'empêcher de faire remarquer que tous les malades agités ne peuvent pas y être indistinctement appliqués. Il y a des agitations furieuses qui coïncident parfois avec un grand degré d'épuisement des aliénés, et il faut les mettre à même de réparer leurs forces par une médication convenable avant de les soumettre à l'innervation que produit le travail manuel. D'ailleurs, parmi ces aliénés violents, on compte un certain nombre de paralysés généraux dont l'état physique réclame des soins particuliers.

(2) Conolly, ouvrage cité, p. 207.

ceur, et l'amener ainsi souvent à les suivre volontairement dans sa cellule. Il ne demande ni le grand nombre des agents, ni les manifestations d'une force herculéenne. J'ai plus d'une fois moi-même éprouvé qu'un individu seul réussissait mieux dans ces circonstances que plusieurs réunis. Mais ce qu'il n'est pas possible de formuler en préceptes, c'est le tact avec lequel doit se faire cette opération. Il n'est pas donné à tous les hommes de se présenter avec calme vis-à-vis des malades violents et exaspérés. Il faut une grande habitude de domination sur soi-même pour modérer sa parole, l'accent de sa voix et se rappeler que le silence et l'attitude imposent bien plus aux hommes emportés, que les violences et la menace. Ajoutons encore que dans les excellents conseils que donne M. Conolly, à propos de l'emploi de la séclusion, il n'oublie pas de fixer le temps qu'elle devra durer. Deux ou trois heures suffisent en général pour amener une sédation, et souvent même moins pour les femmes, dont l'irritabilité se calme d'autant plus vite qu'elle est plus prompte à se produire. Et puis que l'on ne croie pas avoir tout fait quand on a placé le malade agité dans sa cellule ; il faut encore veiller à la situation, observer l'effet produit, et lorsque l'on croit devoir entrer dans la chambre de l'agité et se mettre en rapport avec lui, il ne faut pas le faire brusquement : il importe au contraire de conserver beaucoup de calme et de douceur dans les procédés. Il est bon de se rappeler encore ce que dit Esquirol, que la fureur est souvent la colère de la manie. Or, l'expérience des hommes et des choses nous apprend que les accès de colère sont passagers, et que le plus sûr moyen de les entretenir et de les surexciter, est d'accabler le coupable de reproches immérités.

Fausse idée que l'on s'est faite en France du non-restraint. — Je ne désire ajouter qu'un seul mot à cet exposé de la méthode d'isolement chez les Anglais. On se fait généralement une fausse idée de la tenue de leurs asiles, et les relations anciennes ont laissé dans l'esprit des médecins du continent des impressions difficiles à effacer. J'ai visité dans tous leurs détails, ainsi que je l'ai dit en commençant, cinq ou six des principaux asiles de l'Angleterre. On m'accordera volontiers que la grande habitude de vivre dans le sein des asiles me mettait promptement à même d'apprécier la tenue générale de ces établissements. Eh bien, je puis affirmer que sur les cinq ou six mille aliénés que j'ai vus, je n'en ai pas rencontré plus de trois en séclusion temporaire. Dans beaucoup d'établissements où l'on a disposé à grands frais des cellules revêtues en caoutchouc, et dans lesquelles il est impossible que les agités les plus violents se fassent du mal, ces cellules restent le plus ordinairement inhabitées. On lit dans le huitième rapport des inspecteurs que, sur les trente établissements publics d'aliénés existant en Angleterre et dans le pays de Galles, vingt-sept jouissent du bénéfice absolu de l'abolition de tout moyen coërcitif (*mechanical-restraint*), et ces vingt-sept établissements ne contiennent pas moins de 10,000 aliénés. Sur 14 institutions vulgairement appelées hospices, 9 sont affranchis de toute méthode coërcitive. Saint-Luke et Bethlem sont compris dans le nombre et ce sont encore 900 aliénés qu'il faut ajouter aux 10,000 que compte la statistique. Depuis l'époque où ce rapport fut imprimé, de grandes améliorations ont eu lieu, et les benéfices du *non-restraint* s'étendent à un bien plus grand nombre d'aliénés, tant en Angleterre qu'en Écosse et en Irlande.

Des résultats obtenus à Hanwell. — Dans son dernier rapport de 1849, dix années après la promulgation du *non-restraint*, M. le docteur Conolly, énumérant tous les avantages moraux qui sont résultés pour cet asile de l'introduction du *non-restraint*, ajoute ces mémorables et consolantes paroles, que je suis heureux de transcrire comme un encouragement pour tous ceux qui voudront entrer dans la même voie : « Je veux simplement établir, que dans ce grand asile, point n'a été besoin depuis dix ans d'attacher un seul pied, une seule main, soit pendant le jour, soit pendant la nuit, pour se rendre maître des malades violents ou désespérés (*No hand or foot has been fastened for the control of the violents or the despairing*). Aucun instrument de coërcition mécanique (*mechanical-restraint*) n'a été employé ou introduit dans les divisions des aliénés pour quelque cause que ce soit. Aucun patient n'a été placé dans la chaise de force, pendant le jour, ou fixé dans son lit. Les aliénés les plus excités et les plus incoërcibles en apparence, à leur entrée à l'asile, ont été immédiatement débarrassés de leurs liens, et jamais, depuis, on n'a eu recours envers eux à des moyens coërcitifs. Je désire ne rien exagérer, mais je dois constater que le résultat du système a été, pour chaque nouvelle année commençante, une augmentation dans la tranquillité générale et une diminution dans les dangers que peut faire courir la réunion de plus de mille aliénés. L'influence salutaire exercée par la nouvelle méthode sur les malades entrants, même sur les plus violents, a été telle que le spectacle des terribles formes de la manie et de la mélancolie a formé une bien rare exception, et que l'ordre de l'établissement n'en a pas été troublé, ni l'aspect riant qu'il offre nullement contristé. »

Si donc, malgré toutes les explications données, on me demandait encore, comment cela est possible, je répondrais avec cet infirmier de Saint-Luke dont j'ai déjà cité les paroles : Le désordre appelle le désordre, la violence provoque la violence... Et c'est là ce que savent bien les médecins d'aliénés. L'expérience qu'ils acquièrent dans leurs propres asiles leur apprend, en effet, que rien n'est plus favorable pour calmer les nouveaux arrivants que l'impression exercée sur des esprits agités par l'ordre et la tranquillité qui règnent dans un asile. Mais que ces mêmes agités soient immédiatement placés au milieu des turbulents, ainsi que cela a malheureusement lieu lorsque les locaux sont exigus et mal appropriés, alors il est bien évident que l'agitation des nouveaux venus se mettra bien vite à l'unisson de celle des malades anciens. C'est là malheureusement ce qui n'arrive que trop souvent à Saint-Yon, où le défaut d'espace ne nous permet pas toujours de classer nos malades arrivantes comme nous le voudrions. C'est là l'inconvénient qui existe dans beaucoup d'autres asiles et qui désespère les médecins. Les conséquences de cet état de choses sont faciles à prévoir. L'asile d'aliénés au lieu de devenir un lieu de sédation, un instrument de traitement, ne sera qu'un réceptacle de cris et de fureur, de désordre et d'instincts dépravés, contre lesquels lutteront en vain le zèle et la science des médecins.

V

Des indications supérieures qui doivent concourir à l'abolition des moyens coërcitifs.

Je suis entré dans de grands détails pour faire ressortir les inconvénients des moyens de restriction, et indiquer les procédés divers à l'aide desquels on peut, dans une infinité de circonstances, remplacer la camisole et se dispenser de fixer les malades dans leur lit ou sur les chaises de force. Mais je m'aperçois que je n'ai pour ainsi dire abordé que le côté matériel de la question. La méthode qui consiste à faire régner le calme et la tranquillité au sein d'un asile est fondée sur des indications d'un ordre supérieur, et je n'ai pu que les faire entrevoir. Elle constitue le traitement tout entier de ces malades. Ce traitement est individuel et en même temps il est général. Je ne pourrais, sans faire un livre sur la matière, signaler les indications thérapeutiques que l'observation individuelle des aliénés peut suggérer aux médecins afin de ramener le calme et la tranquillité par le rétablissement préalable des fonctions organiques chez ces êtres malheureux. Et, quant à ce qui regarde l'ordre et la discipline d'un asile, la classification des malades, leur hygiène physique, l'organisation du travail manuel et intellectuel, celle des jeux et exercices que l'on doit leur procurer, la pratique des devoirs moraux, le réveil des sentiments religieux, toutes choses qui concourent si puissamment à l'harmonie de l'ensemble dans un asile, je me vois pareillement dans la nécessité de renvoyer aux ouvrages spéciaux qui traitent de ces importantes matières. Comment serait-il possible à un médecin de veiller à tant d'indications diverses s'il n'était aidé dans ses fonctions par le zèle et le dévouement de tous ceux qui l'entourent, depuis les agents du service médical qui sont les dépositaires les plus immédiats de sa pensée, jusqu'au plus simple infirmier !

Le système de *non-restriction* n'a de chance de prévaloir et d'être comme le couronnement des moyens de l'ordre physique, intellectuel et moral qui doivent le faire prospérer, qu'à la condition que le médecin sera aidé par un entourage dont le zèle et le dévouement soient à la hauteur de ses vues. « Si le médecin est bienveillant et éclairé, dit M. le docteur Conolly, si ses aides sont sûrs et dignes de confiance (*faithful and trustworthy*), s'il a toute autorité sur eux et sur le personnel, une pareille entreprise est relativement facile, et tout asile d'aliénés deviendra un séjour de bien-être et de paix (*the abode of comfort and peace*). Je ne puis assez remercier, ajoute cet éminent médecin, les magistrats du Middlesex qui pendant dix ans n'ont cessé de me prêter leur concours et de m'honorer de leur confiance pour faire triompher le grand principe du *non-restraint*. J'ai pareillement à rendre grâce à beaucoup d'excellents employés qui se sont consacrés à vaincre bon nombre de difficultés incidentes, ainsi qu'il arrive dans toute tentative de réforme. Mais je n'ai pas oublié, d'un autre côté, que le succès des efforts humains pour accomplir le bien dépend d'une protection supérieure. Si j'ai réussi dans mes entreprises, j'en remercie celui vers lequel a toujours été dirigée ma pensée, et dont j'ai imploré la protection; je l'en remercie parce qu'il m'a soutenu. (*Quia fuisti adjutor meus.*) »

Le docteur Conolly n'habite plus l'asile de Hanwell, mais dans la retraite qu'il s'est créée près de cet établissement, auquel il a consacré dix années d'une vie si bien remplie, sa pensée ne cesse de se tourner vers ces malheureux, qui furent l'objet de ses affections. Il exprime en termes touchants la consolation qu'il éprouve lorsque les sons de la cloche qui lui arrivent à travers la vallée de la Brent, lui indiquent que les malades de l'asile de Hanwell se lèvent ou se couchent, ou qu'un repas confortable les convie à réparer leurs forces, ou bien encore que le chapelain les attend dans le lieu saint pour remercier avec eux l'auteur principal de tout ce qui nous arrive d'heureux ici-bas.

A l'époque où M. le docteur Conolly pouvait ainsi se féliciter d'avoir eu foi dans les nouvelles destinées de Hanwell (1849), il se trouvait amplement récompensé de ses efforts en pensant que le système dont il s'était fait le promoteur prenait droit de domicile dans les principaux asiles de la Grande-Bretagne, et que partout on constatait les résultats les plus consolants.

Des progrès du non-restraint en Angleterre. — Aussitôt que le nouveau système de traitement eut fonctionné à Hanwell, dit M. le docteur Conolly, il fut bientôt adopté par tous les surintendants des asiles anglais qui se trouvaient dans le rayon de cet établissement. Les succès furent partout les mêmes. On reconnut invariablement que la détermination, une fois bien arrêtée, de traiter tous les cas de folie sans employer les moyens mécaniques, amenait dans la pratique des résultats inespérés. Les cas que l'on considérait d'abord comme des exceptions, vinrent bientôt augmenter la somme des faits accomplis, et le succès justifia la théorie. Les déceptions elles-mêmes ne prouvèrent qu'une chose : c'est qu'on avait fait fausse route en quelques points d'application du système.

« Dans n'importe quel asile, dit le docteur Conolly, où le *non-restraint* trouva un accès favorable, il s'y impatronisa de telle sorte qu'il n'en sortit plus. Je dois ajouter (et j'appelle toute l'attention du lecteur sur cette citation de l'ouvrage de M. Conolly, qui répond à une des plus graves objections qu'on lui ait faites), je dois ajouter que, pas plus que les surintendants des asiles, je ne me suis hasardé à dire avec M. Gardiner-Hill, que le *non-res-*

traint ne souffrait aucune exception ; en d'autres termes qu'*il n'est pas possible de rencontrer un cas où l'on soit forcé de recourir à des moyens coërcitifs*. Toutefois, j'ai reconnu, j'ai appris par degrès, et tous ceux qui ont appliqué le système l'ont reconnu également, que dans un asile bien administré, et lorsqu'on est aidé par des auxiliaires intelligents et dévoués, il est à peine besoin de faire une pareille concession. D'ailleurs le *non-restraint* a subi l'expérience des années, et le succès a justifié la confiance que l'on a mise en lui. »

Il ne faut pas croire cependant que les progrès de la nouvelle méthode aient été rapides. L'hostilité qu'elle provoqua en France et en Allemagne eut son retentissement en Angleterre, et il fallut une grande énergie et une singulière persistance de la volonté chez ceux qui patronnaient ce système pour ébranler les opposants et les amener à réaliser les mêmes avantages. Il ne suffisait pas de publier les résultats, il fallait convaincre *ex-visu* ceux qui étaient pleins de défiance, de préjugés, ou chancelants en leurs espérances. Il importait surtout de leur démontrer par quel ensemble de procédés ingénieux, fréquemment répétés, pratiqués avec constance, activité, dévouement et intelligence, on parvenait à modifier l'état malheureux des aliénés tel qu'il existait encore en Angleterre, il y a vingt ans à peine. On peut dire que tous ceux qui ont vu ont cru. J'en pourrais citer maints exemples, mais je crains d'étendre démesurément ce travail. Néanmoins, comme les faits parlent plus haut que les raisonnements, je ne puis m'empêcher de rappeler ce que M. le docteur Anderson, qui avait visité Hanwell et étudié la manière d'appliquer le nouveau système, entreprit à son tour à l'hôpital naval de Haslar, dans le but d'en modifier l'état déplorable. J'emprunte les détails qui suivent à l'ouvrage de M. le docteur Conolly.

Hôpital des marins à Haslar. — Ce petit hospice d'aliénés, consacré aux marins, ne renfermait pas plus de 120 malades parmi lesquels on comptait 27 officiers. La plupart de ces aliénés vivaient en plein système coërcitif et quelques-uns étaient regardés comme dangereux. Il existait là dix-huit malades enchaînés dans leur lit par les pieds et par les mains, et beaucoup n'avaient pas la liberté de leurs mouvements pendant le jour. Ils étaient le plus ordinairement confinés dans des cellules garnies de barreaux en fer, et des murs énormes leur interdisaient la vue de la mer et de la délicieuse île de Wight.

Les conséquences de cet état déplorable disparurent avec la proscription de tous ces moyens, qui n'étaient propres qu'à entretenir la fureur et amener la démence. Les malades se calmèrent aussitôt qu'ils purent jouir d'air, de lumière et prendre de l'exercice soit dans l'intérieur des jardins, soit dans les promenades sur mer, qui furent organisées avec le plus grand succès. Le docteur Anderson cite un malheureux officier de marine, qui n'avait pas prononcé un mot depuis des années, et qui ne put retenir ses exclamations de bonheur dans une partie de pêche en pleine mer à laquelle il assistait. Est-il utile d'ajouter que ce même asile de Haslar est aujourd'hui un séjour bien différent où des malades, naguère voués à l'incurabilité, trouvent le repos, le contentement et très-souvent la guérison?

Progrès opérés en Irlande et en Écosse. — Les réformes dont je parle ne furent pas exclusives à l'Angleterre et au pays de Galles. Elles s'étendirent en Écosse et en Irlande. Citerai-je, d'après M. Conolly, l'hospice de Gartnavel, près de Glascow, dont la première pierre de fondation reçut une inscription qui interdisait à jamais l'emploi des moyens coërcitifs dans cet asile? Et cela se passait cependant en Écosse, dit M. le docteur Conolly, chez un peuple réputé ingouvernable, si ce n'est par la voie de la rigueur (*by strong method*). Pareille promesse fut solennellement faite à Colney Hatch alors que Son Altesse Royale le prince Albert posa la première pierre de cet édifice en 1849. Bethlem était autrefois, dit le célèbre médecin de Hanwell, la forteresse de tous les moyens exceptionnels en fait de traitement coërcitif, et c'est en vain que l'on y chercherait maintenant les traces de l'ancien système. Aucun asile n'a fait une opposition aussi vive que celui de Wakefield, et cependant les employés se convertirent successivement à la nouvelle méthode. Dans son rapport de 1856, M. Anderson disait : « Depuis le 1er janvier de cette année on n'a eu recours à aucun moyen contentif et la séclusion va en diminuant. »

Que font maintenant, je le demande, au milieu du concert unanime qui règne en Angleterre, les oppositions que l'on peut citer? Ces oppositions, il faut bien l'avouer, sont la plupart du temps parties d'institutions particulières qui, ne disposant pas d'aussi grandes ressources que les établissements publics, ne peuvent arriver aux mêmes résultats. Mais elles n'ébranlent en rien le principe sur lequel est basé le *non-restraint ;* car, ainsi que je n'ai cessé de le dire, ce principe n'est pas une chose isolée, une exagération, une affaire de sentimentalisme : c'est l'expression de toutes les améliorations qui constituent la vie d'un asile, et M. Conolly a eu raison de dire que *restriction et négligence étaient synonymes.*

Mild-restraint. — En vain quelques médecins ont-ils voulu adopter un juste milieu (mild-restraint) et faire de l'éclectisme; ils n'ont pas tardé à voir que dans les améliorations qu'il s'agit d'introduire dans les établissements d'aliénés, il n'y a pas de moyen terme possible; la moindre négligence dans le service, comme serait, par exemple, l'interruption des soins de surveillance, ouvre immédiatement la porte aux moyens de violence et de contrainte physique. Beaucoup de médecins ont eu et ont encore leur excuse dans le défaut des constructions, dans l'encombrement, dans le peu d'intelligence de leurs employés; mais je vais citer dans un moment des exemples d'où il résulte que, malgré ces difficultés, les médecins qui ont voulu arriver à un résultat favorable ont fini par réussir. Je suis bien loin cependant de rien vouloir exagérer, et il me siérait mal d'ailleurs d'atténuer les difficultés de l'entreprise, alors que je ne suis pas parvenu encore à faire que nous puissions absolument nous passer de moyens coërcitifs à Saint-Yon. Cet établissement contient, il est vrai, une population de 815 femmes, chiffre excessif eu égard à la disposition intérieure des locaux. Toutefois, je reste persuadé que le but que je poursuis sera couronné de succès, et que les efforts que nous tentons, d'accord avec les religieuses et avec l'administration si éclairée de cet asile, amèneront précisément ces améliorations générales qui rendent inutile l'emploi de la camisole de force, ou restreignent son emploi dans des proportions insignifiantes.

Craintes excessives de quelques médecins. — Je fais, d'un autre côté, parfaitement la part des préoccupations qui peuvent assaillir quelques médecins; ils condamnent dans leur for intérieur les moyens de restriction mécanique, mais ils ne voudraient pas se trouver désarmés vis-à-vis des cas exceptionnels qui peuvent surgir dans la pratique. Cependant j'ai tenu à démontrer, par les propres paroles du principal instigateur de ce système antirestrictif, qu'il serait téméraire d'affirmer que pas un seul cas ne se rencontrera où il soit nécessaire d'appliquer la camisole.

Je pense que la question amenée à ce point sort des grands principes qui l'ont fait naître, et que les dissidences ne viennent plus que de la fausse interprétation donnée à certains termes, ou bien encore de cette espèce d'amour-propre qui nous pousse à excuser le changement qui s'opère dans nos idées par des exceptions hypothétiques. M. le docteur Huxley, de l'asile de Kent, n'a jamais adopté complétement l'idée du *non-restraint*. Cependant il dit, dans un de ses rapports : « Ce n'est pas sans une médiocre satisfaction que je suis à même de pouvoir attester que l'année entière s'est passée sans qu'il ait été nécessaire de recourir une seule fois à un moyen coërcitif d'aucune sorte. Toutefois, ajoute cet honorable médecin, que l'on ne croie pas que cette variation dans ma pratique vienne d'un changement dans mes opinions ; elle n'est due qu'à cette coïncidence qui a fait que, *pendant une année entière, il ne s'est rencontré aucun cas où le restraint ait eu son application indiquée par l'état des malades.* » M. le docteur Conolly, tout en félicitant M. Huxley, ne met pas en doute que ces cas d'application iront en diminuant, ainsi que cela est arrivé dans tous les asiles où on fait la guerre aux moyens de restriction mécanique. Quoi qu'il en soit, si c'est une satisfaction pour M. Huxley de n'avoir pas varié dans ses opinions, nous pouvons la lui laisser sans inconvénient, car nous avons assez répété qu'il ne s'agissait pas d'imposer aux médecins et aux surveillants des choses impossibles, ni encore moins de les laisser désarmés devant des cas exceptionnels, imprévus, où leur existence peut se trouver en danger. Le seul but que je poursuis en ce moment, pour ce qui me regarde moi-même, est de donner une idée de ce que l'on doit entendre par *non-restraint*, et de détruire les préjugés qui existent encore en France contre ce système, en pensant qu'il n'est que la substitution d'un moyen de contrainte à un autre. Je désire en outre démontrer que les médecins français se rapprochent, plus qu'on ne le croit peut-être en Angleterre, des préceptes qui doivent en définitive mener à l'abolition progressive des moyens de contrainte matérielle.

VI

Opinions des médecins français. — Des différents points de vue auxquels ils se placent dans l'examen de la question. — Objections. — Tendance à s'entendre sur la question de l'emploi des moyens coërcitifs.

J'ai eu l'honneur de vous prévenir, Messieurs, au début de ce travail, qu'avant de vous lire un document officiel sur la question du *non-restraint*, je tenais à me mettre en rapport avec mes collègues les médecins d'aliénés en France. Il m'importait, disais-je, de savoir quels étaient les progrès qu'il leur avait été possible d'accomplir dans leurs propres asiles en ce qui concernait les moyens de restriction, et quelle était leur manière de voir touchant la possibilité de réaliser en France le système du *non-restraint*.

Le sujet que j'aborde est délicat, et je sais qu'il est possible de tirer de la divergence des opinions plus d'une conclusion hostile au principe du *non-restraint*. Je pense être assez heureux pour pouvoir démontrer que, même en plaçant la question sur le terrain brûlant des opinions individuelles, les médecins aliénistes français sont bien près de s'entendre. La conciliation est d'autant plus facile que, depuis longtemps déjà, et malgré les immenses difficultés que beaucoup ont eu à surmonter, ils dirigent tous leurs efforts vers un but commun, celui de l'amélioration des aliénés. C'est pour obéir à ce sentiment que je publie quelques extraits de correspondances, destinés peut-être, dans l'intention primitive de leurs auteurs, à ne pas sortir du cercle des confidences intimes. Mais l'idée de faire naître des discussions irritantes est si loin de ma pensée que les honorables médecins qui ont bien voulu me faire part de leur manière de voir, seront les premiers à excuser les moyens que j'ai pris pour donner au sujet du *non-restraint* un intérêt général, et l'éclairer de toute la lumière désirable.

Asile de Toulouse. — « Permettez-moi d'abord de vous dire, m'écrit M. le docteur Marchand, médecin en chef de l'asile des aliénés de Toulouse, que par suite de mes préventions d'école, j'ai été longtemps partisan de la camisole et hostile à la question du *non-restraint*. A Charenton, à Bicêtre, et partout en France, on a vanté et largement employé la camisole. M'était-il permis de douter de ses avantages en présence d'une pratique aussi générale? Cependant j'ai eu plusieurs fois l'occasion de constater qu'on abusait de ce moyen de contrainte. Mes opinions, déjà depuis longtemps ébranlées sur l'utilité de la camisole, ont été presque totalement changées depuis que j'ai pris possession du nouvel asile de Toulouse. »

En effet, M. le docteur Marchand entre dans d'intéressants détails pour prouver que dans un nouvel asile à peine achevé, qui n'avait pas même de murs d'enceinte et où les ouvriers étrangers se trouvaient confondus avec les aliénés, il a pu restreindre de jour en jour l'emploi de la camisole au point de n'en plus faire usage. Dans ce même asile existent douze cellules d'isolement pour quatre cents malades. Au moment de l'installation elles étaient toutes occupées, tandis qu'aujourd'hui elles servent plutôt de lieu d'habitation que de lieu de séclusion.

M. le docteur Marchand ajoute :

« En résumé, mû peut-être par une prévention originelle, je n'ose pas proscrire complétement l'usage de la camisole. Je suis fermement convaincu que ce moyen est rarement indispensable et qu'il peut être remplacé utilement par la séparation des aliénés. Je pense surtout avec vous que l'influence des infirmiers est énorme, et si je pouvais en douter, je trouverais dans ce qui se passe chez nous des preuves irrécusables en faveur de notre commune manière de voir. Je possède actuellement six sections de malades pour chacun des sexes, et je puis affirmer que leur état de calme et d'agitation est toujours en rapport avec l'intelligence et la sollicitude des infirmiers qui leur donnent des soins. Je constate ici que la méthode des Anglais pourra être facilement mise en pratique. Tous mes efforts tendent même à diminuer chez nous les moyens de contrainte. Notre asile ne compte pas moins de quatorze bâtiments disposés sur une longueur de plus de six cents mètres. Or je n'ai pas une seule fenêtre qui soit garnie de barreaux de fer... Bien plus, je n'ai de volets que dans les deux infirmeries, et ces volets ne servent qu'à garantir nos malades de la lumière. » (6 novembre 1859).

Asile de Fains. — « Je suis complétement de votre avis, m'écrit M. le docteur Merier, médecin directeur de l'asile de Fains (Meuse), relativement à l'usage excessif de la camisole, et il y a bien des années que je me suis constamment prononcé contre ce moyen abusivement employé, comme il l'a été et l'est encore dans la plupart des asiles. J'ai fait en tout temps tous mes efforts pour empêcher qu'il n'en soit ainsi dans les divers asiles par où j'ai passé, et, si je suis parvenu à amoindrir des abus, je n'ai pu néanmoins les empêcher entièrement.

« J'ai vu bien des accidents et de très-graves inconvénients de toute nature être la suite de l'emploi de la camisole. Ai-je besoin de les énumérer tous? Des chutes, des fractures même ont eu lieu chez des aliénés camisolés et surtout entravés par les pieds, ainsi que cela a lieu dans certains asiles. En arrivant à Maréville, en juillet 1856, j'ai trouvé un maniaque aigu attaché par les mains et par les jambes sur son lit, et, malgré l'ordre que j'ai donné immédiatement de le détacher, il était trop tard. Ce malheureux est mort, positivement mort des suites des blessures profondes que lui avaient occasionnées les liens qui l'étreignaient.

« Toutefois, je ne crois pas plus que M. Falret à la possibilité du *non-restraint* absolu, et je pense que si la camisole est proscrite, il faut la remplacer par autre chose. Les Anglais n'en auront pas moins le mérite très-grand, selon moi, d'avoir cherché à introduire une réforme dans le système de coërcition par trop généralement employé dans les asiles français surtout, et là encore nous aurons, j'espère, le courage de les imiter ou du moins de marcher dans cette voie. » (24 octobre 1858.)

Asile de Pau. — M. le docteur Chambert, ancien médecin directeur de l'asile de l'Aveyron, et que l'état de sa santé a forcé de quitter récemment l'asile de Pau, me fait part, en ces termes, de sa manière de voir :

« Je ne suis nullement surpris de vos impressions en Angleterre, et je partage un peu votre confusion. Les Anglais ne font jamais rien à demi. Ils sont persévérants, patients, ils ne négligent rien pour le perfectionnement de ce qu'ils entreprennent. Nous aussi sommes en voie d'amélioration en France, mais en retard sur nos voisins, et loin d'avoir atteint le dernier terme du progrès.... Néanmoins nous progressons et nous ne devons pas trop nous humilier. Pour ne parler que de l'asile de Pau, que je dirige depuis vingt mois environ, je vous dirai qu'il n'est fait qu'un usage exceptionnel de la camisole et du fauteuil de force... Sur une population qui varie entre 250 et 270 malades des deux sexes réunis, on peut compter tout au plus un aliéné sur 100 contenu, soit par une camisole, soit par un manchon (1). Je préfère à la camisole l'encellulement passager. » (17 octobre 1857.)

Asile d'Auxerre. — L'asile d'Auxerre fondé par les soins et par le dévouement de M. le docteur Girard de Cailleux, est bien connu des médecins aliénistes en France et à l'étranger; et l'on conçoit d'avance que dans un milieu où tout concourt à amener le bien-être physique et moral de l'aliéné, la camisole soit une chose tout à fait exceptionnelle. Le plan du quartier des agités repose, à Auxerre, sur cette indication médicale que je voudrais voir introduire partout, que le malade agité doit être séparé temporairement de ses compagnons. J'en ai donné la raison à l'article *Séclusion*. A Auxerre, les cellules, qui sont au nombre de sept pour 350 malades, communiquent avec de petits jardins. Les malades n'y sont en communication qu'avec les gens de service. Ils ont cependant une salle de réunion commune où ils se rendent souvent selon leur état maladif et d'après la prescription du médecin. L'organisation cellulaire d'Auxerre a été imitée et même surpassée à Chambéry, où j'ai vu un quartier parfaitement bien disposé pour y placer temporairement les aliénés dangereux dans leur agitation.

« A Auxerre, d'après ce que m'écrit M. Girard, la contrainte, les entraves, la camisole de force, ne sont guère prescrites que dans des cas très-graves. Ainsi on se rappelle avoir fait usage de la camisole, en 1857, une seule fois et pendant quelques heures. »

M. le docteur Girard a raison de penser que dans une foule de circonstances l'agitation dépend aussi de certaines conditions

(1) M. Chambert me donne dans sa lettre la description d'un manchon en cuir, ainsi que j'en ai moi-même rapporté un modèle de mon voyage d'Italie. Ce petit meuble emprisonne les deux mains, et se trouve fixé au bras moyennant des courroies. Le manchon n'a pas mes sympathies, dit M. le docteur Chambert, je n'en fais usage que lorsque les aliénés sont trop destructeurs, surtout lorsqu'ils ont de la tendance à se mutiler eux-mêmes. Je me contenterai de faire observer que le manchon rentre dans la liste infiniment trop nombreuse des moyens mécaniques employés dans les cas où l'aliénation mentale se présentait sous une forme difficile. Mais tous les praticiens peuvent avoir remarqué, comme moi, combien ces inventions finissent par tomber en désuétude dans les asiles bien tenus. On peut voir dans l'asile d'Aversa, près Naples, un cabinet très-curieux, renfermant tous les instruments de contrainte qu'on croyait autrefois indispensables au traitement des insensés. Rien n'y manque, depuis le nerf de bœuf jusqu'au collier garni de pointes en fer, dirigées vers le menton de l'aliéné afin de le faire tenir tranquille. Le temps n'est pas éloigné peut-être où tout ce qui reste d'instruments restrictifs dans nos asiles ira rejoindre cette collection.

maladives de l'organisme qui peuvent être ou prévenues ou combattues plus ou moins efficacement. Cependant la conclusion de sa lettre est « qu'il existe des cas tellement exceptionnels qu'ils exigent l'emploi de moyens exceptionnels; agir autrement me paraîtrait vouloir faire plier les faits sous la théorie, au lieu d'établir la théorie sur l'expérience. » (30 octobre 1858.)

Asile des aliénés de Saint-Gemmes près Angers. — Je ne sais si je dois ranger mon honorable ami, M. le docteur Billod, parmi les opposants au *non-restraint*, ainsi qu'il a été proclamé en Angleterre. En 1856, les opinions de M. le docteur Billod étaient franchement accusées dans un travail inséré dans les *Annales médico-psychologiques*. Il regardait, à cette époque, le *non-restraint* comme une louable exagération et se rattachait à l'opinion de MM. Falret, Ferrus, Baillarger, Delasiauve, Moreau de Tours qui, d'après ce que croit savoir M. Billod, regardent le *non-restraint* comme un système trop absolu (1).

(1) Je dois prévenir que je ne veux engager ici en quoi que ce soit l'opinion des médecins avec lesquels je n'ai pas eu des rapports directs de correspondance. Cette réserve est d'ailleurs justifiée par une lettre que je reçois de M. le docteur Delasiauve, longtemps après l'impression de ce document.

Voici ce que m'écrit cet honorable collègue :

« Vous êtes dans l'erreur de penser que je sois opposé au *non-restraint*; aucun « n'est plus éloigné des approbations ou des dénigrements absolus et systémati« ques. Le principe a du bon. Sous ce rapport il se rapproche de celui qui pré« side à la colonisation de Gheel; mais aussi il faut de la modération en toutes « choses.... Le désaccord entre les aliénistes est plus apparent que réel; il est « l'effet d'un malentendu plus que d'une dissidence radicale..... Un peu moins « d'exagération ici, et de scepticisme là, et tout rentrerait dans l'harmonie. Une « explication produirait ce miracle. Dévoiler le point de départ des méprises serait « y mettre un terme »

L'appel que M. Delasiauve fait à la conciliation ainsi qu'à l'interprétation réelle et vraie des faits observés est d'autant plus opportun, que bientôt la discussion va être portée sur un terrain bien plus ardu que celui du *non-restraint :* je veux parler de la méthode de colonisation appliquée aux aliénés. Il s'agit, on le voit, de la colonie de Gheel. J'ai visité cette colonie en 1844. J'ai rendu compte de mes impressions dans les *Annales médico-psychologiques*. Je m'abstiendrai momentanément de toute intervention, car que devient la question du *non-restraint* vis-à-vis d'une mesure aussi radicale que celle qui semble sourire à quelques esprits?

J'attends les arguments qui se produiront, ainsi que le résultat des enquêtes qui vont avoir lieu sur place. Au reste, l'enthousiasme de quelques journaux politiques a déjà devancé, ainsi que cela a lieu dans les questions qui passionnent les esprits, les conclusions plus mûres et plus réfléchies de l'observation scientifique. On peut regretter cet enthousiasme qui obscurcit momentanément les questions mises à l'étude; mais la vérité finit toujours par percer.

Je désire laisser à M. Billod, qui doit prochainement publier la relation de son voyage en Angleterre, la liberté de ses appréciations actuelles. La vue des hommes et des choses modifie parfois d'une manière radicale notre manière de voir en certains points. Je ne puis m'empêcher cependant de transcrire ici un passage d'une des lettres de M. Billod. Les réflexions émises par ce savant médecin sont précisément celles qui servent de thèse à M. Conolly pour établir comment on peut parvenir à se passer des moyens restrictifs : « Je suis disposé à admettre, m'écrit M. Billod, que, pour l'appréciation du *non-restraint*, il importe de considérer que le moyen ne doit pas consister, comme on paraît généralement le croire en France, dans la seule abolition des moyens restrictifs, mais bien dans un *système d'organisation tendant à rendre leur emploi inutile*. J'ajoute qu'un tel système ne pouvant avoir pour résultat qu'une amélioration réelle dans toutes les conditions du régime des aliénés, dans les asiles, à ce seul point de vue déjà, il serait infiniment louable. » (27 octobre 1858.)

Asiles divers.—Les communications que j'ai reçues de MM. Lunier, médecin directeur à Blois, Petit, médecin en chef de l'asile de Nantes, Dagron, à Napoléon-Vendée, Baume, médecin directeur à Quimper, Belloc à Alençon, Evrat, médecin directeur de l'asile de Saint-Robert (Isère), Payen, médecin en chef de l'asile d'Orléans, Etoc Demazy, médecin en chef de l'asile du Mans, de M. le médecin directeur de la Nièvre, de M. le docteur Campagne, médecin en chef à Avignon, de M. le docteur Teilleux, ancien médecin en chef de Maréville, ces communications, dis-je, ont toutes pour objet de démontrer que les efforts les plus louables ont été tentés, et cela depuis longues années, par ces honorables médecins, afin de diminuer l'emploi des moyens coërcitifs. Mais les difficultés en présence desquelles se sont trouvés ces mêmes médecins n'ont pas permis toujours de se passer de la camisole et de la séclusion. En effet, l'accumulation des malades dans des locaux mal appropriés, les tendances dangereuses de beaucoup d'entre eux, l'insuffisance, dans quelques cas, de surveillants zélés et intelligents, ont paralysé les efforts les mieux entendus, les plus persévérants et les intentions les plus bienveillantes.

« Dans les provinces, dit M. le docteur Evrat, les asiles ne possèdent pas les ressources des grandes villes et des grands centres de population... On donne l'aumône aux employés des asiles au lieu de les rémunérer assez pour bien reconnaître leurs services et pour attirer des hommes un peu cultivés. » (29 octobre 1858.)

« Je n'ose espérer, m'écrit M. Etoc Demazy, qu'en France il soit possible d'arriver aux heureux résultats que vous avez constatés en Angleterre ; je crains que le caractère de nos malades ne soit, comme vous le remarquez, un obstacle difficile à surmonter. D'autres obstacles doivent se rencontrer aussi dans la disposition de quelques établissements, dans le grand nombre d'aliénés qui s'y trouvent réunis, dans le défaut de surveillance, dans les gages insuffisants des infirmiers. » (18 novembre 1858.)

Asile d'Alençon. — M. le docteur Belloc me fait remarquer que le nombre des camisoles doit dépendre beaucoup, dans les asiles, de la disposition des lieux. Il a, dans son établissement, telle salle de réunion, telle galerie où, lorsque le mauvais temps force les aliénés de s'y réfugier, ils n'ont que 2^m,33 c. pour opérer leurs mouvements. De là, manifestation plus grande de désordre et d'irritabilité. « Vous me demandez, ajoute M. Belloc, si je crois qu'il soit possible d'abolir les moyens coërcitifs. Oui, tout est possible ; mais la question est de savoir si la chose serait avantageuse, et, à parler d'une manière générale, je ne le pense pas. Les moyens restrictifs actuels sont assez doux pour qu'on ne s'en fasse pas un épouvantail... Permettez que je vous engage à bien réfléchir avant d'entrer dans les moyens extrêmes, et songez que le *non-restraint*, pour être conséquent, devrait aussi supprimer les asiles qui ne sont après tout que de *grandes camisoles.* » (27 octobre 1856.)

Asile de Quimper. — M. le docteur Baume a succédé, dans l'asile Saint-Athanase du Finistère, à un médecin dont le souvenir nous est cher. Il est impossible d'avoir poussé plus loin que M. le docteur Follet le zèle et le dévouement pour les aliénés confiés à ses soins. Cependant cet honorable médecin ne pensait pas qu'il fût possible de se passer de la camisole, et son successeur est du même avis. Je dois ajouter que M. le docteur Baume, dans la lettre qu'il m'a écrite, émet des observations fort judicieuses sur les moyens à employer pour arriver à diminuer l'emploi des moyens coërcitifs. Ces moyens ne dépendent pas toujours de la disposition des lieux, de l'application des malades au travail, du zèle et de l'intelligence des infirmiers, mais il faut encore que le médecin intervienne dans beaucoup de cas d'une manière active afin de prévenir ou de mitiger certains accès de manie périodique. « Dans tous les cas possibles, dit M. le docteur Baume, nous traitons ces malades à l'infirmerie ou dans des salles d'observation pour faire avorter les accès qui se préparent, tantôt avec quelques grains d'émétique, quelques laxatifs, des bains prolongés; tantôt par une bonne affusion qui soustrait rapidement à la circulation cet excès de calorique qui accompagne constamment la fureur (1). »

Au reste l'application de la camisole à Saint-Athanase est très-restreinte et ne s'élève en moyenne qu'à une camisole tous les deux jours.

Asile de Marseille. — J'ai visité, l'année dernière, le bel établissement de Marseille, qui ne contient pas moins de 800 malades confiés aux soins éclairés d'un aliéniste éminent, M. le docteur Aubanel. J'ai admiré la tranquillité de cette quantité d'aliénés appartenant aux pays les plus divers. Il y a là des malades qui arrivent de l'Algérie, et le mouvement immense de la population flottante de Marseille amène à l'asile grand nombre de cas aigus. On sait que, dans cette période, l'agitation est excessive. Les réflexions que je faisais à mon honorable ami, M. le docteur Aubanel, sur le caractère différentiel des malades anglais et des malades français, lui font dire à son tour que les mœurs influent beaucoup sans contredit sur le mode d'action de la folie. « On ne transformera jamais, m'écrit-il, un Français en un Anglais, et jamais un homme du Midi en un homme du Nord. L'éducation donne à l'homme un caractère mobile. Mais l'organisation contribue également, et avant tout peut-être, à imprimer à la race un type qui ne s'efface jamais. Notre origine française ou anglaise fait de nous ce que nous sommes. C'est une nécessité en bien ou en mal que nous devons subir, sauf les modifications qui tiennent de l'éducation. Vous êtes émerveillé du *non-restraint*, c'est bien. J'aime comme vous, et comme les Anglais, que l'aliéné ne soit pas garrotté, mais je n'aime en aucun genre les excès. J'ai aboli chez moi la réclusion cellulaire du jour; j'ai réduit celle de nuit à de

(1) Il a été fait à l'asile de Saint-Athanase des expériences intéressantes, qui prouvent que lorsqu'un aliéné en fureur est plongé dans un bain d'eau froide contenant 300 ou 400 litres d'eau, la chaleur du liquide augmente de 3 ou 4 degrés au bout d'un quart d'heure.

minces proportions ; je la réduirai encore davantage en créant de nouveaux dortoirs. J'ai aboli tous les moyens contentifs barbares, mais je crois la camisole utile, le jour, dans quelques cas, et la cellule utile la nuit pour certains aliénés. Je ne veux l'abolition de l'une pas plus que de l'autre. La pratique est mon guide. Ce serait trop long d'entrer dans les détails. J'aime mieux laisser dans une cellule un aliéné bruyant que de le faire coucher dans un dortoir où il troublerait le repos des autres aliénés. Je ne veux l'attacher sur son lit à aucun prix. Dans le jour je préfère la camisole à ce moyen contentif de le maintenir à l'aide de plusieurs servants. Fera-t-on promener constamment l'aliéné paralytique qui ne peut pas marcher et s'agite d'une manière incessante ? Le fauteuil a encore parfois son utilité. » (11 novembre 1858.)

Enfin quand nous arrivons à la question d'application pratique du *non-restraint*, nous voyons que dans un asile de plus de 800 malades, renfermant toutes les variétés possibles de la folie, les cas les plus difficiles, par conséquent, M. le docteur Aubanel ne comptait cependant, à l'époque où je visitais son asile, que deux camisoles. L'une était portée par une ancienne malade qui avait des accès de fureur tous les mois, l'autre par un aliéné paralytique qui déchirait ses vêtements et se déshabillait à tout instant. C'est bien moins que je n'en comptais à l'asile de Saint-Yon à la même époque où, sur 750 malades, nous n'avions pas moins de 12 à 14 femmes camisolées. Ce chiffre a baissé depuis, grâce à l'emploi des moyens dont j'ai déjà parlé et sur lesquels je reviendrai encore. Mais, comme j'en ai déjà fait l'aveu, nous ne pouvons encore en ce moment, malgré nos efforts et l'espoir qui nous soutient, présenter notre asile comme affranchi de tout moyen coërcitif.

Si maintenant je résume les opinions des médecins français qui m'ont fait l'honneur d'entrer en rapport avec moi sur la question du *non-restraint*, je puis constater que tous leurs efforts ont tendu et tendent encore à diminuer l'emploi des moyens coërcitifs. Ils ne disent pas précisément : *plus de camisoles ;* mais : *le moins de camisoles possible.* Ces honorables confrères se préoccupent justement des cas exceptionnels, et ne veulent pas, en forçant les conséquences d'un principe, rester désarmés vis-à-vis d'aliénés temporairement furieux ou dangereux. Ce n'est pas non plus là l'esprit du système de M. Conolly, car j'ai intentionnellement cité les paroles où il dit qu'il se gardera bien d'affirmer avec M. le docteur Gardiner-Hill que le *non-restraint* ne souffre aucune espèce d'exception. Mais je suis de l'avis du médecin anglais quand il dit que dans un asile bien administré, et lorsqu'on est aidé par des auxiliaires intelligents et dévoués, il est à peine besoin de faire une pareille concession. Il ajoute : On arrive à cette croyance par degrés (*gradually*). C'est là ce que l'expérience de chaque jour nous apprend ; c'est là ce qui deviendra un jour une réalité dans tous nos asiles. Et, à ce propos, je demanderai en toute confiance à mes honorables collègues si, dans les asiles qu'ils administrent, ils n'ont pas tous sous les yeux de ces aliénés extraordinaires pour lesquels l'application de la camisole semblait autrefois une nécessité ; et si ces mêmes aliénés ne sont pas devenus, grâce à des soins plus spéciaux, plus attentifs, plus continus, des individus laborieux, utiles, et pour lesquels les exacerbations périodiques auxquelles ils peuvent encore être sujets n'infirment pas la règle du *non-restraint* que l'on a cru devoir leur appliquer, et qui a eu pour heureux résultat de les adoucir et de les calmer.

Une chose préoccupe encore les médecins aliénistes français, et cela ressort de toutes les lettres que j'ai reçues, c'est la substitution d'un moyen de contrainte à un autre. Ils ne veulent à aucun prix remplacer la camisole par la réclusion ou par les bras des infirmiers, et en cela ils ont raison. Mais ce que j'ai dit de la condamnation de ces moyens par M. Conolly suffit pour justifier les médecins anglais. Je ne voudrais pas me répéter ; je ne puis que renvoyer aux détails dans lesquels je suis entré à propos de l'abus que l'on peut faire des moyens destinés à remplacer ou à mitiger le *non-restraint*.

Difficultés qu'ont eu à vaincre les médecins anglais. — Dans cet exposé historique que j'ai fait de la méthode du *non-restraint*, et de l'appréciation de tous les moyens de l'ordre intellectuel physique et moral dont cette méthode n'est que l'expression supérieure, je crois avoir rendu pleine justice aux médecins anglais, à la persévérance dont ils ont donné la preuve, aux bonnes intentions dont ils ont été animés. J'ai démontré que malgré ce que nous savons du tempérament plus calme, plus malléable des Anglais, il ne s'ensuit pas moins que la généralité de leurs asiles présentait, avant la réforme, le plus triste spectacle au point de vue de la fureur, de l'agitation et de la dégradation des aliénés. Ils avaient donc là de bien sérieuses difficultés à vaincre, et malgré les ressources pécuniaires plus abondantes dont dispose l'administration anglaise, il ne faut pas croire que, dans un grand nombre de circonstances, les médecins anglais n'aient pas été réduits à leurs seules ressources individuelles. Ils avaient souvent à combattre les mêmes préjugés que nous; ils avaient les mêmes luttes à soutenir; il s'agissait, comme pour nous, d'introduire des améliorations dans des locaux mal appropriés, insuffisants, et ils n'obtenaient pas toujours immédiatement les moyens de réaliser les améliorations dont l'urgence était démontrée. Cette situation ressort de l'ouvrage de M. Conolly : ses plaintes sont fréquentes, très-nettement formulées, pour ce qui regarde l'insuffisance du service médical, le défaut d'instruction des infirmiers, les préjugés hostiles, la parcimonie et le peu de zèle des administrations locales. Il me semble qu'il est d'un bon effet de citer ce que, dans de semblables occurrences, les médecins aliénistes ont pu réaliser grâce à leur initiative, à leur zèle et à leur dévouement. Les bons exemples ne peuvent qu'encourager, et je croirais manquer à mon devoir si je ne rendais ici justice à la mémoire d'un collègue bien regrettable, qui a succombé l'année dernière dans l'asile de Lille, où il a eu le mérite de concourir avec le directeur et les sœurs de l'établissement à la réforme d'un état de choses déplorable. J'ai réservé la lettre que m'écrivait à ce sujet M. le docteur Gosselet, désirant terminer par les considérations qu'elle contient ce que j'avais à dire sur l'abus des moyens coërcitifs. Je tiens à démontrer que, malgré ce que l'on dit parfois à l'étranger de notre peu de persévérance, de notre irascibilité et d'autres défauts encore qui ne nous permettent pas de mener toujours à bonne fin nos entreprises, nous pourrons cependant offrir aussi des modèles de constance, de calme et de résignation, des exemples bons à imiter par ceux mêmes qui croient nous avoir surpassés. Je dois prévenir seulement qu'il s'agit ici de l'asile d'aliénés de Lille, placé au milieu d'une ville populeuse, renfermant plus de 400 malades aliénées femmes, et se trouvant dans des conditions fâcheuses d'encombrement.

Asile de femmes à Lille. — « En me communiquant votre lettre, m'écrit M. le docteur Gosselet, M. notre directeur m'invite à y répondre en ce qui me concerne. J'ai trouvé en arrivant à Lille en 1852, sur 400 aliénées, une moyenne de 80 femmes fixées chaque jour au piton à l'aide de corsets. La nuit ce nombre augmentait encore. On ne dormait pas dans ces quartiers et les jours n'en étaient que plus bruyants.

« Les malades se vautraient dans leurs saletés, se déchiraient, mordaient et frappaient ; il n'y avait pas un mètre d'espace entre elles. C'étaient des cris, des hurlements que l'on ne vous a pas exagérés. Que faire en d'aussi déplorables circonstances ? Nous avons commencé par classer les sections suivant le degré d'agitation des malades ; nous nous sommes efforcés de leur faire goûter les douceurs de la liberté, du travail, et de les accoutumer à la docilité, à l'ordre, à la discipline. Nous les encouragions par des caresses, des friandises, par des attentions délicates et par des promesses, etc. Il est bon parfois aussi de leur inspirer jusqu'à un certain point la crainte du médecin. (*Initium sapientiæ timor domini*). Mais j'entends par là que le médecin fera prévaloir la fermeté qui s'unit si bien à la douceur. D'un autre côté je n'ai pas été arrêté par les déclamations contre la douche, et en la renouvelant, plus encore qu'en la prolongeant, nous avons vaincu bien des résistances. Le premier pas fait, le grand point consiste à s'opposer aux retours du désordre et de l'agitation. Il est bon d'être là, toujours là, d'avoir les malades sous les yeux, afin d'arriver vite à calmer toute velléité d'excitation. Aussi faut-il trouver dans le personnel des surveillants intelligence et bonne volonté. Ce sont cependant bien, à quelques exceptions près, les mêmes personnes que nous avions avant la réforme opérée ; mais il a été indispensable de faire leur éducation et même de les changer quelquefois de service afin qu'elles comprissent bien ce qu'elles allaient trouver de bien-être dans la voie nouvelle que nous inaugurions. Or, voici dix ans que la réforme est commencée, et je puis bien dire que ce bien-être n'a fait qu'augmenter pour nos religieuses en même temps que pour nos malades. Mais aussi la tête est excellente ; nous avons une supérieure admirable de dévouement, qui a tout compris, tout fait exécuter, et qui se complaît avec nous dans le moindre perfectionnement qu'il s'agit d'apporter dans le service. Vous comprendrez immédiatement, très-honorable confrère, tout ce que l'on peut dès lors réaliser de bien, puisque la volonté suprême passe ainsi dans toutes les têtes pour multiplier la surveillance. Les personnes les plus capables de chaque section ont été érigées en surveillantes, et décorées d'un signe distinctif. Elles servent à table, distribuent l'ouvrage, calment les malades, signalent à notre attention les récalcitrantes. Elles suivent leur section au réfectoire, au dortoir, en tous lieux, et augmentent ainsi notre sécurité. Les gâteuses sont réveillées deux ou trois fois la nuit suivant la saison, et, grâce à l'extrait de belladone qui nous vient en aide, cette plaie a beaucoup diminué. En vous disant que nous n'avons plus de corsets permanents, je mentirais. Il y a une enfant, qui a défié nos ressources jusqu'ici. Les aliénées arrivantes, lorsqu'elles se succèdent coup sur coup, nécessitent encore de temps à autre l'emploi provisoire de ce moyen ; quelques maniaques ont la camisole sous le vêtement, et, au moindre méfait, sont prises sans violence, puisqu'il suffit de tirer les manches. Je ne voudrais pas dissimuler non plus que, pour la nuit, plusieurs épileptiques, quelques suicides, quand il y en a de trop dangereuses qu'on ne peut mettre en chambre, sont fixées au lit à l'aide du corset et trouvent ainsi un repos salutaire. Mais si nous ajoutons à cela que la population, augmentant chaque jour, ne laisse pas le moindre espace entre les lits, pendant la nuit, et entre les femmes, durant le jour, vous comprendrez, Monsieur, qu'il faut bien quelques précautions, la nuit du moins ; mais cela ne nous empêche pas de dire, en comparant le présent au passé, que nous n'avons plus de camisoles, et que nos femmes sont calmes et occupées. Nous avions des loges aux soubassements, mais elles ont été abandonnées, et c'était justice. Nous en avions à tous les étages ; il en reste neuf converties en chambres et rarement habitées le jour. Ainsi donc, pour me résumer, la vie en commun, l'application des malades au travail, la surveillance de tous les instants, la séparation des agités, la fermeté, la douceur, les encouragements, les récréations enjouées de temps à autre, voilà nos moyens, ceux aussi que nous mettons en usage pour les enfants. Que vous dirais-je de plus, très-honoré confrère? Nous aimons nos aliénées et nous en sommes aimés, mais je ne vois pas de règle à suivre qui ne doive être modifiée par les circonstances. Je vous expose simplement ce qui nous a réussi jusqu'ici. Serons-nous aussi heureux en d'autres conditions? Je l'ignore ; mais une volonté forte doit vaincre bien des obstacles. Pour mon compte je proclame donc le *non-restraint* comme possible, mais je fais mes réserves. » (8 octobre 1858.)

J'ai transcrit tout entière la lettre de cet honorable confrère, et j'en ai reçu de lui plusieurs autres où il entre dans quelques détails intimes et familiers sur tous les moyens ingénieux mis en usage pour arriver à calmer individuellement chacune de ces malades agitées, sans oublier les soins médicaux proprement dits. Il fait ressortir avec justesse que les difficultés à vaincre ont été d'autant plus grandes qu'il n'a pas été possible de modifier le local, et que la réforme s'est établie avec le même personnel qui existait auparavant. Mais ce personnel acceptait l'impulsion nouvelle qui lui était donnée et offrait son concours le plus dévoué aux efforts du médecin. M. Gosselet me signale aussi les formes de maladie mentale de l'asile de Lille qui prouvent que le grand nombre de paralysées, d'épileptiques, d'idiotes, d'imbéciles et de démentes que renferme cet hospice compliquent encore la situation. Toutefois, malgré les développements que j'ai déjà donnés à ce travail, je ne puis m'empêcher de compléter les renseignements fournis par le docteur Gosselet, en citant la lettre adressée par madame la supérieure de l'hospice de Lille à madame la supérieure des sœurs de Saint-Joseph de Cluny, qui desservent l'asile de Saint-Yon. Cette lettre n'est que la confirmation de tout ce que nous avons dit à propos du concours indispensable que doivent offrir au médecin les auxiliaires qui le secondent. Ce n'est que grâce à la bonne entente et à l'harmonie qui règnent parmi les employés des asiles, que l'on peut parvenir pareillement à faire régner, dans une grande réunion d'aliénés, le calme et la tranquillité, et à les soustraire à l'emploi des moyens coërcitifs qui les irritent et les abrutissent :

« Ma révérende mère,

« Il me paraît un peu difficile de répondre aux questions que vous m'adressez, d'abord parce que la correspondance est hors de mes attributions, ensuite parce que monsieur le médecin vous renseignerait mieux que moi. Cependant je vais m'y prêter le mieux possible.

« Oui, il est vrai que nous avons eu toute l'agitation qu'on vous a dépeinte et peut-être plus grande encore. En 1848, sur 306 femmes, nous en avions au moins 60 avec la camisole, et tellement agitées que nous ne pouvions en venir à bout qu'en employant ce moyen.

« Nous en avions dans les fauteuils de force, dans les loges, criant et blasphémant sans cesse, et ce n'était qu'avec peine et avec beaucoup de fatigues que nos sœurs et filles de service parvenaient à maîtriser ces malheureuses. D'après le dire de M. l'inspecteur Ferrus, notre établissement n'avait pas son pareil en agitation. Nous gémissions depuis longtemps sur cet état de choses, lorsque enfin le bon Dieu nous aida à commencer la réforme dont nous nous trouvons si heureuses aujourd'hui. D'accord avec M. Gosselet, médecin très-expérimenté, nous nous sommes mises à l'œuvre et avons fait des subdivisions, en prenant une femme agitée à la fois pour la placer sous la surveillance continue d'une religieuse qui savait imposer. Vous avez sans doute remarqué comme moi que toutes les sœurs n'obtiennent pas le même résultat, quelle que soit du reste leur bonne volonté; dans ce cas je les change d'emploi, ou, au besoin, nous changions les femmes de division; cela fait, la sœur ôtait la camisole à cette malheureuse et lui présentait de l'ouvrage. Lorsque nous n'obtenions pas le calme, M. le médecin nous disait ce que nous avions à faire, mais toujours en maintenant l'autorité de la sœur devant la malade, sans cela rien n'était possible. Je dois vous dire aussi, ma révérende mère, que quelquefois nous obtenions le calme en les encourageant ou en leur distribuant de petites douceurs. En agissant de la sorte nous avons pu réunir près de la même sœur jusqu'à vingt femmes en en décamisolant une à la fois. On leur imposait le silence le plus rigoureux pendant le travail. On leur accordait chaque jour, à une heure désignée, la récréation. Mais pour obtenir l'ordre et le calme, quelle patience ne faut-il pas ! Malgré tout il faut persévérer; ce qu'on n'obtient pas un jour on l'obtient l'autre. Nous avons essuyé bien des échecs dans le principe, mais maintenant ce n'est qu'une *routine* (1) et nous n'avons plus qu'une

(1) Cette expression nous rappelle textuellement ce que dit M. le docteur Conolly dans un passage que j'ai cité : Si le médecin est bienveillant et éclairé, si ses ordres sont sûrs et dignes de confiance, s'il a toute autorité sur eux et sur le personnel, *une pareille entreprise est relativement facile, et tout asile d'aliénés deviendra un séjour de bien-être et de paix.*

Depuis la mort du regrettable docteur Gosselet, j'ai tenu à savoir ce qui était advenu du *non-restraint* à l'asile des femmes aliénées de Lille. J'ai eu la consolation d'apprendre par M. le docteur de Smyttère, successeur de M. Gosselet, que l'on continuait à marcher dans la même voie. C'est là ce que confirme aussi une lettre de l'honorable directeur de cet asile, M. Guilbert, qui, lorsqu'il était à Armentières, avait déjà inauguré, de concert avec le médecin de cet asile, une ère nouvelle. M. Guilbert m'affirme que les moyens coërcitifs ont à peu près disparu à Lille. Il accompagne sa lettre de réflexions très-judicieuses sur l'influence funeste exercée par les mauvais traitements et par la violence. Ces moyens ont un retentissement d'autant plus funeste, dit-il, sur l'esprit des aliénés,

ou deux camisoles, parfois pas du tout. Les succès obtenus nous servaient d'encouragement. Vous me permettrez, ma révérende mère, de ne pas vous parler des exercices de piété, ils se font de la même manière que chez vous. »

VII

Conclusions.

Je suis maintenant arrivé au terme de ce que j'avais à dire pour faire connaître le résultat de mes études en Angleterre, sur l'abolition des moyens coërcitifs. J'aurais pu citer encore diverses objections qui se déduisent des idées que des médecins aliénistes se sont faites des avantages du système d'intimidation si préconisé en Allemagne et en France, à une époque encore peu éloignée. Mais j'ai désiré ne pas amener la question sur le terrain de discussions qui pourraient devenir irritantes. J'ai fait aux honorables collègues qui n'ont pas cru devoir être de mon avis, toutes les concessions possibles, et nous pouvons réciproquement nous rendre la justice que les divergences de nos opinions n'ont altéré en rien les sentiments qui nous unissaient les uns aux autres, et n'ont affaibli, en quoi que ce soit, notre zèle pour le bien de la chose commune. Il me semble même que nous sommes bien près de nous entendre, et que l'idée fausse que l'on s'est faite du *non-restraint*, et de la manière de l'appliquer, a seule amené entre les médecins anglais et les médecins français une division plus apparente que réelle.

Parmi les objections qui m'ont été faites, il en est qui ont une valeur considérable ; je suis loin de le contester : « Lorsque la camisole est convenablement appliquée, m'écrivait le regrettable directeur de Stéphansfeld, M. David Richard, auquel m'unissait une vive amitié, elle a des avantages, même au point de vue moral... Elle soustrait le malade à mille penchants honteux et nuisibles et l'amène à des réflexions salutaires; c'est, si l'on veut, quelque chose d'humiliant, mais cette humiliation est souvent nécessaire. » On ne peut nier qu'il n'y ait dans ces paroles un grand fonds de

que ceux-ci, soustraits aux impressions du monde extérieur, vivent concentrés, et que toute l'activité de leur intelligence, si obtuse et si dégradée qu'on la suppose, se dirige vers le bien-être ou les mauvais traitements dont ils peuvent être l'objet.

vérité pour ce qui regarde la direction morale de certains malades chez lesquels la folie s'associe à l'orgueil, aux vices de l'éducation, à la méchanceté même du caractère, dans des proportions à peu près égales, si même elle n'est pas dépassée par ces derniers défauts. Je n'ai pas craint, je l'avoue, dans une circonstance de ce genre, de faire revêtir des plus pauvres vêtements de la maison et de placer momentanément dans un quartier de gâteuses une dame aliénée qui, à raison de sa haute naissance, se croyait en droit de déchirer ses vêtements, de les souiller, d'injurier et de frapper ses gardiennes, et de se livrer à des actes d'un cynisme dégoûtant. L'épreuve a été salutaire et décisive, et je suis d'avis qu'il est certaines douleurs morales qu'il ne faut pas épargner aux aliénés, pas plus que l'on n'épargne la douleur physique aux individus chez lesquels une amputation est indispensable pour sauver le reste. Je suis même tenté de croire que quelques médecins anglais se sont fait une fausse idée du droit réel que nous avons, dans l'intérêt du traitement des aliénés, de faire sentir à certains malades récalcitrants et volontaires le poids d'une autorité salutaire. Ils se sont ainsi placés vis-à-vis des personnes du monde dans une fausse position et ont subi de leur part une pression défavorable. Il ne faut pas oublier, en effet, que l'asile et la maison de santé sont pour les parents des lieux de douleur qui provoquent chez eux les plus tristes impressions. L'autorité que nous donne notre position vis-à-vis de leurs malades les dispose plus à la critique qu'à la bienveillance ; aussi sont-ils toujours portés à exiger de nous plus qu'il n'est humainement possible de faire. Mais j'en reviens aux moyens de coërcition matérielle.

Si donc on compare les avantages et les inconvénients de l'usage de la camisole dans les asiles d'aliénés, je suis si frappé de l'abus qui en est fait, alors que son usage est autorisé ou toléré, que j'ai définitivement adopté la résolution de m'en passer. Je ne sais si je réussirai ; l'expérience sera mon conseil suprême, et je n'ai le droit d'imposer à personne ma manière de voir. La pratique doit être notre guide, comme m'écrivait M. le docteur Aubanel. Mais n'arriverions-nous, en rétrécissant de plus en plus le cercle où se meuvent les moyens restrictifs, qu'à éveiller une plus vive sollicitude parmi les agents du service, à provoquer une surveillance plus grande, et à nous stimuler nous-mêmes dans les recherches des moyens de l'ordre physiologique, intellectuel et moral, propres à prévenir les exacerbations maniaques, ou à les mitiger, que nous aurions imprimé un progrès nouveau au traitement des maladies mentales.

Je ne puis toutefois que féliciter mes collègues d'être mieux disposés qu'on ne l'était généralement en France, il y a quelques années à peine, pour l'usage de plus en plus limité des moyens restrictifs ; c'est là ce que constatent les lettres qui m'ont été adressées de toutes parts. Je crois inutile, pour corroborer cette manière de voir, de publier la statistique officielle qui m'a été envoyée du nombre des camisoles employées dans les établissements publics d'aliénés de la capitale, au moment où j'écrivais ce rapport. Tout ce que je puis dire, c'est que les divergences qui existent encore dans nos opinions s'effaceront, il faut bien l'espérer, avec le temps. Rien ne sera plus propre à amener un pareil résultat que les communications plus fréquentes sur les résultats de notre pratique au moyen de l'impression de nos rapports médicaux, ainsi que cela a lieu en Angleterre, en Allemagne et aux États-Unis. Dans l'état actuel des choses, pour des raisons que je ne me permettrai pas d'apprécier, une foule de documents utiles restent enfouis dans les archives de chaque asile et ne parviennent pas à la connaissance des médecins aliénistes que ces documents intéresseraient cependant au plus haut point.

D'un autre côté, je reste convaincu que quel que soit le parti auquel on s'arrête, il faut procéder avec réserve et prudence. Il est juste de faire la part des temps et des lieux, ainsi que des difficultés inhérentes à des situations complexes, qu'il est plus facile de deviner que de préciser. Il est on ne peut plus important, dans l'intérêt même de la question, de ne pas promettre au public plus qu'il n'est raisonnablement possible de tenir. Dans tous les cas, je ne crains pas d'affirmer, et les partisans les plus avancés du *non-restraint* en Angleterre semblent être de cet avis, que la camisole serait préférable à la coërcition exercée par les bras des infirmiers, si cette espèce de *restraint* devait avoir un caractère répété et prolongé; mais je crois avoir suffisamment prouvé que le *non-restraint* n'est pas la substitution d'un moyen coërcitif à un autre.

Je n'ajouterai qu'un mot aux considérations qui précèdent, c'est que tout ce qu'il m'a été donné d'observer en Angleterre me fait insister vivement sur ce que les personnes étrangères à la science s'abstiennent de prendre parti dans une question aussi délicate, si elles ne veulent pas rendre, par leur enthousiasme irréfléchi, plus difficile encore qu'elle ne l'est généralement la position des médecins d'aliénés. J'en ai donné les raisons et mes collègues les comprendront mieux que je ne saurais les expliquer.

Qu'il me soit permis maintenant, après avoir terminé cet examen de la question du *non-restraint*, d'émettre un double vœu : le premier est de voir traduit en notre langue l'ouvrage de M. le docteur Conolly sur le traitement des aliénés. Je crois être certain que M. Battel, ancien administrateur des hospices de Paris, a déjà consacré ses loisirs à une œuvre aussi utile. Tout doit nous faire désirer que cet administrateur éclairé, qui connaît à fond la question du régime hospitalier des aliénés, puisse mener à bonne fin l'entreprise qu'il a commencée. L'expérience que M. Battel a acquise dans ses honorables fonctions, sa grande connaissance de l'Angleterre et des institutions de ce pays, son esprit judicieux, droit et lucide, le rendent éminemment propre à vulgariser le progrès que les Anglais ont accompli dans ces derniers temps.

Le second vœu que je me permets de faire est que les administrations des asiles d'aliénés en France veuillent bien imiter l'exemple qui leur est donné dans la Seine-Inférieure. Trois fois déjà, sur l'initiative prise par la Commission de surveillance, l'administration départementale a autorisé les médecins et le directeur de Saint-Yon à aller étudier en Angleterre les progrès qui s'étaient accomplis en ce pays. Est-il possible de mettre un moment en doute que les échanges intellectuels qui s'établiraient entre deux peuples aussi admirablement organisés pour le progrès des sciences et pour l'amélioration des institutions sociales, ne soient de nature à produire les meilleurs résultats ? Je suis, en ce qui me concerne, parti pour l'Angleterre avec des idées mal arrêtées sur la question que je viens de traiter. Je regrette sans doute de n'avoir pu consacrer un temps assez long à son étude et à l'examen de tous les points qui s'y rattachent. Mais je me console en pensant que les médecins auxquels il sera donné de pouvoir imiter mon exemple continueront ces recherches et qu'ils nous feront part de leurs observations. Ils n'auront, je puis le leur affirmer, qu'à se féliciter d'avoir visité les asiles anglais, ainsi que les divers établissements hospitaliers de ce pays si intéressant à étudier. Ils y laisseront comme moi bien des préjugés et bien des préventions. Ils trouveront sans doute matière à critique, comme j'en ai trouvé moi-même ; car on me rendra la justice que je me suis préservé de tout enthousiasme exagéré. Tout ce que je puis dire encore, c'est que les esprits éclairés en Angleterre ne se font pas illusion sur ce qui reste à faire pour éviter l'abaissement du niveau scientifique dans les nombreuses institutions de bienfaisance qui font la gloire de ce pays. Les juges expérimentés en cette question sont unanimes à proclamer qu'en dehors d'une bonne organisation médicale, il n'y a pas de progrès possibles dans les établissements hospitaliers. Ils en sont tous à désirer l'application des soins médicaux au grand nombre d'aliénés existant dans les familles, dans les work-houses et dans d'autres institutions encore où ils sont loin de jouir de la réforme si heureusement inaugurée dans les asiles des comtés. Ils désirent vivement aussi qu'une organisation semblable à ce qui existe en France et en Allemagne puisse permettre aux familles peu fortunées de placer leurs malades dans les asiles publics (*poor lunatics asylums*). Il suffirait, pour vaincre les préjugés qui existent encore sous ce rapport, de modifier les conditions architecturales existantes qui, même pour ce qui regarde notre pays, où la question des pensionnats dans les asiles est résolue dans le sens libéral que j'indique, ne permettent pas cependant d'établir une séparation assez grande entre les pensionnaires et les indigents.

Il me reste à ajouter que l'administration des asiles d'aliénés en Angleterre est aussi vivement préoccupée que l'administration française du nombre croissant des aliénés, et de toutes les éventualités qui se rattachent à cette augmentation incessante qui menace également les ressources financières du pays et la sécurité des citoyens.

C'est là une bien grave et bien importante question. Je me permettrai d'en dire quelques mots à propos de ce qu'il me reste à faire connaître de la situation actuelle de Saint-Yon et de l'avenir réservé à cet important asile.

VIII

De l'état actuel de l'asile de Saint-Yon et de son avenir. — Des progrès réalisés. — Question de l'augmentation progressive des aliénés et de ses causes. — Conclusion.

Dans le rapport médical sur l'exercice 1860, rapport que j'ai eu l'honneur de vous lire, Messieurs, dans la séance du 28 juin 1860, je vous ai fait entrevoir que nous aurions occasion de revenir sur la situation morale de notre asile et d'examiner ensemble quelques questions qui intéressent aussi bien l'état présent que l'avenir de cet important établissement.

Vous vous rappelez, sans doute, qu'avant mon départ pour l'Angleterre nous avions déjà préparé les voies à un système moins restrictif que celui qui régnait en cet asile. Lorsque je suis arrivé à Saint-Yon au mois de juin 1856, on s'occupait déjà de mettre à exécution l'idée excellente de M. l'inspecteur général Parchappe, de convertir en dortoirs les cellules du quartier Sainte-Claire. Cette transformation devait réaliser le double but de modifier l'état de violence et d'agitation des malades et de répondre aux exigences d'une augmentation incessante dans le chiffre de nos aliénées. Le succès qui couronna cette première tentative nous engagea à appliquer le même système aux quartiers Sainte-Madeleine, Saint-Luc et Saint-Charles.

Il n'est pas inutile de rappeler quel était l'état moral des malades de ces divers emplois avant la réforme opérée. Selon le degré de leur agitation et du développement plus ou moins fâcheux de leurs instincts maladifs, nos aliénées couchaient seules ou deux dans une même cellule. L'inconvénient d'un pareil système se faisait sentir d'une manière frappante dans le caractère, dans les mœurs et dans les habitudes des aliénées.

Placées en dehors de toute surveillance de nuit, elles se livraient sans frein à leur agitation et à leurs emportements. Si un grand nombre d'entre elles avaient la camisole pendant le jour, il est évident que la nécessité de ce moyen coërcitif était réclamée d'une manière plus impérieuse pendant la nuit. Il fallait empêcher beaucoup de ces malades de se lever, de se coucher sur les dalles, de frapper aux portes de leurs cellules, ou de se livrer à leurs instincts malfaisants.

Si la sécurité générale était, jusqu'à un certain point, assurée par ce moyen, rien ne préservait les malades tranquilles du bruit et des cris qui troublaient leur repos. Mais, ce qui était bien plus déplorable encore, c'était l'influence exercée par un pareil milieu sur les mœurs et sur les caractères des femmes aliénées de cet asile. Jamais, je le confesse, je n'avais vu une si grande accumulation de natures irritables, violentes, criardes, agressives et dénaturées. Le nombre de femmes camisolées était considérable, et le chiffre de celles qui déchiraient leurs vêtements et qui les souillaient, était hors de proportion avec les instincts pervertis qui sont le produit ordinaire du trouble de la raison.

Il était de toute évidence pour moi que, si la plupart de ces phénomènes anormaux n'étaient pas le résultat naturel de la maladie, il fallait en chercher la cause principale dans les habitudes vicieuses entretenues par l'imitation et transmises par les aliénées anciennes aux aliénées nouvelles. Ces dernières, en effet, bien loin de trouver le calme et le repos dans de semblables locaux, ne voyaient qu'un élément nouveau d'agitation s'ajouter à l'agitation naturelle qu'elles apportaient en entrant. Il était impossible de s'expliquer autrement cette explosion anormale d'exacerbations de toutes sortes que rien ne pouvait calmer, ni les bains, ni les médicaments, ni à plus forte raison la camisole. Ce dernier moyen, ainsi que je l'ai suffisamment démontré, n'est qu'une cause d'irritabilité de plus ajoutée à toutes les autres. Il ne préserve que bien incomplétement les malades inoffensives et même les personnes chargées de la surveillance, des agressions de ces aliénées dangereuses et devenues méchantes par suite de toutes les causes d'organisation défectueuse que j'ai signalées. C'est là ce que l'on pouvait remarquer à Saint-Yon et la suite justifiera d'ailleurs la justesse de nos prévisions, ainsi que je vais avoir l'honneur de vous l'exposer.

Les sœurs de Saint-Joseph de Cluny, chargées de la surveillance si difficile et si pénible d'une telle quantité d'aliénées, comprirent qu'en augmentant cette même surveillance et en la rendant pour ainsi dire permanente, on ôterait à l'agitation générale un grand élément d'activité. Elles admirent que, pendant la nuit, il fallait vivre dans des conditions plus intimes de relation avec les malades. Aussi, en acceptant de coucher deux ensemble dans un cabinet central qui sépare les dortoirs et d'où elles peuvent inspecter ce qui se passe, nous mirent-elles à même de réaliser une première et bien importante amélioration, dont nous ne pouvons que leur savoir un gré infini.

Aujourd'hui dans chacun des emplois où nous avons introduit la réforme, les sœurs couchent dans un cabinet qui devient un point intermédiaire entre des dortoirs de 20 à 25 lits. Quelques cellules, mieux appropriées à leur destination, ont été conservées dans ces mêmes quartiers pour des aliénées criardes par tempérament ou soumises à des exacerbations périodiques. L'énorme grille en fonte qui séparait ces mêmes emplois du jardin potager, et leur donnait l'aspect d'une ménagerie destinée à des animaux féroces, a été enlevée et remplacée par une claire voie qui n'intercepte plus ni la vue ni la lumière, et qu'aucune d'elles, malgré les craintes exagérées émises au moment de la destruction des grilles, n'a été tentée de franchir. Une porte qui s'ouvre à volonté met ces mêmes préaux en communication avec les jardins de la maison, et nous avons ainsi augmenté le parcours que nous pouvons donner à nos malades dans l'intérêt des promenades qu'elles font après leur repas.

Tel est le parti que nous avons tiré des quartiers cellulaires inaugurés en cet asile, il y a 40 ans, par M. Esquirol lui-même et par M. Desportes. Ce système, qui pouvait être ce qu'il y avait de mieux à une certaine époque, n'a pas supporté l'épreuve du temps et il est complétement abandonné aujourd'hui. On n'en retrouve plus guère de traces qu'à l'hospice de Bicêtre de Paris et dans quelques vieux hospices de la province.

La destruction des cellules à Saint-Yon nous donna 170 places; car chacun des quartiers où l'on détruisit les cellules ne contenait en moyenne que 35 aliénées, et le nombre de celles qui l'habitent en ce moment s'élève à 75 ou 80, et peut aller jusqu'à 83. L'avantage immédiat de cette nouvelle organisation fut de nous permettre de faire un quartier spécial pour nos aliénées épileptiques, au nombre de 34, et pour nos paralysées générales ainsi que pour nos infirmes incommodes, au nombre de 40. Ces malades, disséminées antérieurement dans les emplois, étaient un sujet incessant de désordre, d'agitation et de danger soit pour elles-mêmes soit pour les autres. Aujourd'hui l'emploi Sainte-Madeleine où sont réunies ces malades si difficiles, si incommodes, est le plus paisible de l'asile, et tout y a été organisé dans l'intérêt de la tranquillité de ces aliénées et des soins hygiéniques que réclame leur position exceptionnelle.

L'avantage que je viens de signaler ne fut pas le seul. L'augmentation de 170 places nous permit de faire une meilleure répartition de nos pensionnaires indigentes. Sainte-Madeleine, comme je l'ai dit, fut destinée aux épileptiques et aux paralysées, Sainte-Claire aux chroniques et semi-agitées. Saint-Charles reçut une double destination : une partie fut affectée aux démentes inoffensives et invalides, et l'autre aux malades convalescentes et aux entrantes. La tranquillité de ce quartier nous permit d'y établir une petite école pour les enfants et pour quelques adolescentes faibles d'esprit. Sainte-Geneviève, autrement dit le Grand-Emploi, devint le rendez-vous de toutes les travailleuses en couture et ce quartier, autrefois si bruyant, et séparé en deux par une cloison en bois dans le centre de laquelle étaient des communs qui exhalaient une odeur infecte, ne forme plus qu'une vaste salle, remarquable par sa propreté, et où sont réunies 120 malades spécialement appliquées à la couture. Enfin nous pûmes organiser un quartier pour les plus intéressantes et les plus utiles de nos travailleuses, les buandières, dont le travail ne consiste en rien moins qu'à laver le linge pour plus de 1,500 personnes, Saint-Yon et Quatre-Mares compris. Il était juste que nous accordassions à ces mêmes malades un régime un peu plus substantiel, qui consiste en une distribution supplémentaire de soupe et en une portion de vin.

Malheureusement, Sainte-Thérèse et une partie de Saint-Luc restent en dehors de ce mouvement, forcés que nous sommes de confiner dans ces quartiers, tristes spécimens des temps primitifs en aliénation, nos malades les plus turbulentes et les plus agitées. Toutefois, la réforme ne peut manquer d'atteindre aussi bientôt ces mêmes emplois, et nous allons revenir dans un instant sur les modifications qu'il est convenable d'y introduire et dont vous avez déjà voté l'application dans votre dernière séance.

Mais il ne nous suffisait pas, Messieurs, de profiter de l'augmentation de nos places pour faire une nouvelle répartition de nos aliénées. Il fallait encore entretenir le calme, la tranquillité dont nous reprenions possession, par tous les moyens que conseillent l'hygiène et la thérapeutique des insensés.

La nourriture de nos malades a toujours été très-bonne à Saint-Yon, mais il s'était introduit des abus par l'augmentation des régimes exceptionnels qui, en satisfaisant les caprices de celles qui en profitaient, amenaient des plaintes, des murmures et le mécontentement du plus grand nombre. Aujourd'hui les régimes exceptionnels ne sont plus accordés qu'aux femmes qui aident les sœurs dans les soins du ménage, et à celles qui, en raison de leur santé, ont besoin d'une hygiène spéciale et sont traitées à l'infirmerie.

Nos malades étaient confinées dans l'enceinte de Saint-Yon et n'en sortaient jamais. Nons avons obtenu de la bienveillance de M. le sénateur-préfet l'autorisation de les promener au dehors, et vous savez, Messieurs, que cette épreuve nous a parfaitement réussi. Enfin, la réorganisation du service médical a donné au médecin en chef une force nouvelle par la résidence du médecin adjoint, M. le docteur Bulard, dont je me plais à constater le zèle et la capacité, et tous nos efforts convergent vers l'application plus immédiate des soins médicinaux particuliers que réclame la position des pensionnaires de toutes classes qui existent à l'asile. Nous cherchons, autant que possible, à prévenir les accès d'agitation en traitant immédiatement les malades à l'infirmerie, et nous nous sommes appliqués à donner à notre système de bains toute la perfection désirable, en y joignant, malgré les défectuosités des locaux, une institution hydrothérapique. Je vous ai parlé de cette dernière amélioration dans mon rapport médical; il est inutile d'y insister.

Dans d'autres asiles, tous ces progrès n'ont été obtenus qu'à la suite de contestations sans fin, de luttes pénibles, et avec une parcimonie qui paralyse trop souvent l'application de l'idée de progrès. Ici il m'a suffi d'émettre un désir dans l'intérêt des malades pour qu'il ait été immédiatement satisfait. Ce que j'avais d'ailleurs à vous proposer était trop en concordance avec les vues de l'administration éclairée de cet asile pour que la Commission de surveillance ne se soit empressée immédiatement de soutenir près de l'autorité préfectorale les projets que je formulais de concert avec M. Deboutteville, directeur de cet asile. Vous êtes complétement édifiés, Messieurs, sur l'historique de tous ces faits, et, si j'en parle en ce lieu, c'est pour constater l'heureux accord qui a favorisé toutes les réformes opérées dans cet établissement et qui nous laisse sans inquiétude pour l'avenir.

C'est sur ces entrefaites, Messieurs, que vous avez appuyé mon projet d'aller étudier en Angleterre les progrès accomplis par l'application d'un système qui, s'attaquant aux moyens excessifs de coërcition, a eu pour résultat d'amener un calme plus grand dans l'existence si agitée des aliénés. Je vous ai fait la relation de mon voyage et vous me rendrez certainement la justice, qu'en examinant la question au point de vue scientifique et pratique, j'ai cherché à me préserver de tout enthousiasme irréfléchi. Je ne me suis pas proposé de demander l'application immédiate de ce que j'avais vu et admiré en Angleterre. J'ai dû faire la part de difficultés spéciales, inhérentes à l'asile que nous habitons, et à l'augmentation incessante de nos aliénées. J'ai pensé que le temps nous viendrait en aide, et que le meilleur moyen de réussir était de préparer les esprits, par des transitions insensibles, à considérer avec moins d'effroi l'abandon des anciens moyens restrictifs, et à se bien pénétrer des ressources que la thérapeutique des aliénés offre dans les circonstances difficiles. Mais, tout en renonçant à l'espoir de réaliser du premier jet des améliorations radicales, je suis revenu de mon voyage d'Angleterre avec la conviction qu'il nous était possible d'obtenir de nouveaux et de meilleurs résultats.

Plusieurs de nos aliénées avaient la camisole parce qu'elles se déshabillaient, se déchiraient, se déchaussaient et jetaient par-dessus les murs d'enceinte leur linge et leurs souliers. Nous avons pourvu à ces inconvénients en faisant confectionner des vêtements qui se lacent par derrière, et des souliers qui ne peuvent se détacher. Nous avons établi quelques cellules matelassées pour y mettre temporairement des malades ultra-agitées.

Il ne faut pas oublier que les asiles de femmes présentent des exemples plus fréquents de ces exacerbations subites qui sont en rapport avec le tempérament nerveux du sexe féminin. Pénétré depuis longtemps de cette vérité que le désordre appelle le désordre, que l'agitation est quelque chose de communicatif et conséquemment d'épidémique, nous avons toujours évité, autant que faire se pouvait, de mettre les nouvelles entrantes en communication avec les agitées anciennes. Malheureusement le défaut d'espace ne peut toujours nous faire éviter cet inconvénient, et, plus nous irons, plus nous aurons à déplorer un état de choses qui dépend de circonstances locales auxquelles il nous est impossible de soustraire immédiatement nos aliénées.

Enfin nous avons cherché à introduire l'excellente méthode qui règne dans les asiles anglais et qui consiste à tenir un registre ouvert des cas où il est nécessaire de sévir contre des malades indociles ou dangereuses. Le médecin doit être le juge suprême de l'opportunité des moyens restrictifs. Cependant il ne peut empêcher que, dans des cas urgents, et tels qu'il est facile d'en supposer dans une grande accumulation d'aliénés, les agents de service ne soient autorisés à pourvoir à leur propre sûreté. Mais, dans ces cas même, ils doivent immédiatement prévenir le médecin afin qu'il puisse s'arrêter aux mesures les plus opportunes à prendre en de pareilles occurrences. C'est le meilleur moyen, du reste, d'empêcher que les abus, en fait de restriction, ne pénètrent dans un service et s'y perpétuent.

Toutefois, malgré les difficultés dépendant de l'accumulation des malades, j'ai le bonheur de vous annoncer que l'agitation, les cris, les rixes et le tumulte, tendent journellement à diminuer, et que l'application des moyens restrictifs trouve un emploi bien moins fréquent. Ces sortes d'améliorations se révèlent par des symptômes généraux et par des symptômes particuliers. Les symptômes généraux sont l'augmentation des journées de travail, la diminution dans les frais occasionnés par la destruction des vêtements, et le bris des objets mobiliers. Je regarde encore comme un bon symptôme général 1° la diminution des régimes exceptionnels dont l'application exagérée ne prouve qu'une chose, c'est que l'on a cherché à calmer les malades en satisfaisant leurs caprices désordonnés, au lieu de leur faire accepter l'influence salutaire d'un règlement général; 2° j'attache une grande importance à la docilité plus grande, à l'ordre plus parfait avec lesquels les malades se rendent aux divers exercices qui constituent la vie d'une grande communauté, je veux parler du travail, des repas, du coucher et du lever, des promenades, des récréations. Lorsque les aliénés accomplissent ces différents devoirs avec calme et contentement, on peut être certain qu'ils sont bien dirigés, et bien surveillés dans les actes quotidiens de la vie. Lorsqu'au contraire ils ne procèdent aux devoirs qui leur sont imposés que par le tumulte, les cris, les rixes, les explosions de mécontentement, les prétentions exagérées et ridicules dans leurs demandes journalières au médecin, on doit en conclure que le manque de surveillance et l'absence d'une bonne direction ouvrent la porte aux abus les plus criants, et à la libre manifestation des instincts les plus pervers.

Les symptômes particuliers qui nous indiquent les améliorations de l'état des malades dans un asile se traduisent par le chiffre plus considérable des sorties par guérison, par la connaissance plus exacte que nous possédons du caractère, des mœurs, des habitudes de chaque aliéné et des causes de sa maladie. Ces symptômes se révèlent aussi par la facilité avec laquelle la volonté médicale est comprise, acceptée et exécutée dans les moindres détails du service.

Il est donc certain que, sous le double rapport des symptômes généraux et des symptômes particuliers, nous avons lieu d'être plus satisfaits que par le passé. Je suis entré, à propos de mon rapport médical, dans les détails que comporte ce sujet et je n'y insisterai pas davantage. Le nombre des malades sorties guéries ou améliorées n'a fait que progresser depuis 1856, malgré l'augmentation que nous remarquons annuellement dans les cas chroniques et irremédiablement voués à l'incurabilité. L'esprit d'ordre et de discipline pousse tous les jours des racines plus profondes, et la pratique des règlements devient plus facile pour les aliénées de cet asile.

Nous n'aurions pas osé, il y a un an ou dix-huit mois, vous proposer de porter la réforme dans l'emploi Sainte-Thérèse, le seul qui nous présente encore le spécimen complet de loges munies de barreaux de fer et d'une cour grillée, triste quartier qui n'offre que des scènes de désolation et le spectacle des malades les plus turbulentes et parfois les plus dangereuses de notre asile. Cependant, nous espérons pouvoir, sans inconvénient, convertir la moitié de ces loges en dortoir, et mettre les aliénées de cet emploi en communication avec le jardin potager, dont ne les séparera plus qu'un simple treillis. En ce moment même, la destruction des cellules s'opère dans une moitié, et nous pensons être assez heureux pour faire disparaître, l'été prochain, par la destruction de ce qui reste du système cellulaire de ce quartier, les derniers vestiges d'un régime qui n'est plus à la hauteur des progrès accomplis.

Si vous me demandez maintenant à combien de femmes de l'asile s'applique le système coërcitif représenté par la camisole, je vous dirai que, sur une population de 815 à 820 aliénées, il se limite à 5 ou 6 tout au plus.

Nous comptons, parmi ces malheureuses femmes, que nous n'avons pu soustraire complétement à tout moyen de contention mécanique, deux pensionnaires.

L'une est une malade à la forme héréditaire, et indomptable dans ses tendances érotiques. Lorsqu'elle est dans le paroxysme de ses accès, rién ne saurait dominer ses instincts de destruction; elle brise alors les carreaux et les meubles et se livre à des exacerbations d'un cynisme révoltant.

Une autre dame pensionnaire est soumise depuis 12 ans à des accès périodiques de folie épileptique avec tendance au suicide. Elle a fait le désespoir de tous les médecins qui m'ont précédé, et j'ai en vain concentré sur elle toute l'activité des traitements les plus divers. Ses exacerbations sont mensuelles et soudaines. Elles débutent par l'acte de se précipiter de son lit, et la malade cherche à se briser la tête contre le parquet et les murs. La crise dure huit jours; pendant ce laps de temps, cette malheureuse dame ne mange qu'avec la plus grande difficulté, frappe les personnes qui l'entourent et ses impulsions sont de déchirer et de mordre. Elle est la seule de la maison pour laquelle nous ne puissions nous passer du fauteuil de force (*coercion chair*).

Une épileptique a été maintenue pendant 12 ans chez elle, presque continuellement fixée sur son lit. Nous avions dû espérer que l'isolement dans l'asile modifierait son état ; mais j'avoue n'avoir pas rencontré de type d'épileptique aussi redoutable dans ses actes. Cette femme, âgée de 45 à 46 ans, n'a pas un seul instant de rémission entre ses accès. C'est un état perpétuel d'agitation et de fureur. Quelquefois elle tombe dans une espèce de torpeur, mais ses réveils sont terribles, et l'emploi des remèdes les plus sédatifs, tels que la belladone, que nous lui avons donnée sous toutes les formes, semble redoubler ses accès de fureur.

Parmi les autres malades agitées auxquelles je fais allusion, nous comptons des femmes aux accès périodiques et qui sont depuis longtemps dans cet asile. Quelques-unes ont subi des condamnations judiciaires et sont les tristes représentantes de ces états héréditaires qui se traduisent par la perversion du sens moral, par le besoin instinctif ou, pour mieux dire, maladif de se livrer périodiquement aux actes les plus dangereux, tels que le vagabondage, les excès alcooliques, le vol, l'incendie et l'homicide. C'est pour des faits de ce genre auxquels ces femmes se livraient périodiquement, qu'elles ont été internées. Je ne connais pas d'aliénées plus propres à démoraliser un asile, et je regrette vivement que l'accumulation de nos malades et la mauvaise disposition de notre système cellulaire ne nous permettent pas de les isoler des autres pensionnaires.

Je suis loin cependant de désespérer de l'avenir de ces malades. Nous en avons d'autres que nous avions jugées être irréductibles dans leurs accès, et qui ont été heureusement modifiées au point de n'avoir plus besoin de coërcition. Quelques-unes même, regardées comme incurables, ont guéri. Mais, encore une fois, placé comme nous l'étions dans une situation très-difficile, nous avons dû agir avec réserve et prudence et ne pas décourager nos auxiliaires. Le temps nous viendra en aide, je l'espère, et nous obtiendrons des résultats d'autant plus certains que nous aurons agi avec sécurité et circonspection.

Pourquoi faut-il maintenant que les prévisions de l'avenir viennent obscurcir ce tableau et susciter en notre esprit des perplexités involontaires? Ce qui me reste à vous dire, Messieurs, est grave et sérieux. Je vous dois la vérité tout entière et ne puis m'empêcher de vous faire part des préoccupations qui m'assiégent.

Nous sommes arrivés à la limite extrême du chiffre des malades qu'il nous est possible de traiter dans cet asile. Nous ne pouvons faire de nouvelles réceptions sans compromettre l'harmonie de l'ensemble et sans rétrograder vers la confusion et l'anarchie d'où nous sommes heureusement sortis. Au moment où j'écris ces lignes, le nombre de nos aliénés est de 815, et il excède celui des hommes et des femmes réunis à Saint-Yon, en 1852, au moment où la séparation des sexes allait s'effectuer.

Est-il à présumer maintenant que le chiffre de 800 ne sera pas dépassé? Rien ne nous autorise à concevoir une pareille espérance. Depuis 1825, époque de la fondation de l'asile, le mouvement ascensionnel des aliénés a été remarquable. 23 hommes et 35 femmes, formant un total de 58 malades, existaient à Saint-Yon au commencement de 1835. A la fin de l'année, le chiffre s'élevait déjà à 81. Au 30 mai 1852, jour du transfert des hommes à Quatre-Mares, l'asile renfermait 279 hommes et 506 femmes. Total, 785, et au 1er janvier 1856, le nombre des femmes était de 696. C'est une progression de 30 malades par année, et nous pouvons calculer, sans crainte de nous tromper, qu'avant quatre ans notre population féminine dépassera le chiffre de 900.

Il faut cependent s'occuper de la solution du problème et savoir comment on pourvoira à cette augmentation. Je présume que les travaux que nous allons exécuter à Sainte-Thérèse nous donneront 25 places. Si, l'an prochain, nous sommes assez heureux pour pouvoir appliquer à l'aile gauche de cet emploi la transformation qui va être opérée à l'aile droite, nous gagnerons encore 25 places. On nous fait espérer, il est vrai, qu'avant deux ans d'ici les malades appartenant au département de l'Eure vont nous être enlevées. Si ce retrait s'effectue, et je le crois nécessaire dans l'intérêt des malades qui ne devraient pas sortir de leur département, nous gagnerons encore 25 ou 30 places. Mais il n'en résulte pas moins que, dans un avenir très-prochain, nous allons nous trouver vis-à-vis de bien sérieuses complications. En admettant que nous puissions, à la rigueur, éluder les prescriptions réglementaires, et serrer les lits de nos malades indigentes pour créer de nouvelles places, nous ne pouvons, en ce qui regarde nos pensionnats, dépasser une certaine limite, et nous sommes à la veille de ne pouvoir plus répondre aux vœux et aux besoins des familles. Le quartier Sainte-Anne, que nous avions constitué pour les pensionnaires de quatrième classe, est depuis longtemps insuffisant, et nous sommes obligés de répartir ces malades dans les diverses sections de l'asile.

A Saint-Jérôme, emploi destiné aux pensionnaires de troisième classe, il y a longtemps que ces places sont remplies, et quelques-unes des malades infirmes, paralysées ou dangereuses de cet emploi sont réparties dans nos infirmeries. Je vous ferai remarquer, en passant, Messieurs, que le taux de pension de cette classe, qui est de 2 fr. 20 c. par jour, est celui qui s'adapte le mieux au revenu d'un grand nombre de familles, aux sacrifices qu'il leur est possible de s'imposer pour le traitement de maladies aussi longues et aussi compliquées. Or, si nous nous trouvions dans l'impossibilité de recevoir les pensionnaires de cette catégorie, je ne crains pas de dire que ce serait là une chose désastreuse pour les familles.

Quant à ce qui regarde les emplois de Sainte-Cécile et de Saint-Paul, destinés aux pensionnaires de première et deuxième classe, je vous ferai les mêmes observations que pour Saint-Jérôme. Nous sommes à la veille de ne pouvoir bientôt plus disposer d'aucune place. Depuis 2 ou 3 ans, la confiance des familles nous a adressé un grand nombre de pensionnaires, et il serait fâcheux qu'à l'avenir nous ne pussions plus y répondre.

Ici vient naturellement se placer la question du transfèrement de l'asile Saint-Yon à la campagne. Je n'ignore pas, Messieurs, que le projet de rebâtir Saint-Yon est admis en principe, et je ne sais vraiment quel argument on pourrait faire valoir en faveur de la conservation de cet asile dans l'emplacement qu'il occupe. A l'époque où Saint-Yon fut bâti, il se trouvait à la campagne. Aujourd'hui, vous le savez, il nous a été fait une ceinture de fabriques qui nous enveloppent et nous étreignent. Ce qu'il y a de plus incommode dans cette situation, ce n'est pas seulement le bruit assourdissant de ces usines, mais l'inconvénient d'être dominé de telle façon que, de tous côtés, les regards indiscrets peuvent plonger dans les cours et jusque dans l'appartement des malades. Lorsqu'elles se rendent le dimanche aux offices, elles sont obligées, en grande partie, de passer devant la galerie que forment les curieux vis-à-vis la grille qui sépare la chapelle de la rue; et plusieurs parents de pensionnaires se sont plaints à moi d'un état de choses qui exposait leurs malades aux regards de la foule (1). D'ail-

(1) Un arrêté récent de M. le sénateur-préfet a décidé la modification de cet état de choses, et dorénavant la vue à travers la grille sera interceptée.

leurs, M. le directeur de Saint-Yon est mieux à même que moi de vous signaler les inconvénients de la position. Il pourra vous parler du triste état de la buanderie, de l'impossibilité d'écouler les eaux ménagères, et du danger qu'il y a de les perdre dans le local même, au risque de faire naître un jour ou l'autre quelque grave maladie épidémique.

Toutefois, en admettant le principe de la translation de Saint-Yon à la campagne, il est juste de faire la part des sacrifices énormes que s'est imposés le département pour les prisons et pour d'autres constructions. Nous ne pouvons raisonnablement exiger que ce transfert se fasse dans un délai rapproché, et il est facile de calculer qu'il ne pourra être effectué complétement avant une dizaine d'années; d'ici-là, la situation deviendra de plus en plus complexe. Je ne parle pas seulement de la situation morale de Saint-Yon, mais de sa situation matérielle, car vous savez que les vieux bâtiments ont besoin d'être étayés. Je ne puis en dire davantage. Il appartient à M. l'architecte du département de vous éclairer sur la situation des choses, et l'administration départementale arrêtera dans sa sagesse ce qu'il est opportun de faire pour parer aux inconvénients que je vous ai exposés.

Je me hâte, Messieurs, de quitter le terrain des considérations administratives pour rentrer dans mon rôle, qui est un rôle purement médical et scientifique. Je me demande à quelle cause attribuer cette augmentation progressive dans le chiffre de nos aliénés. Cette augmentation est-elle due à une suractivité dans les causes génératrices de la folie pour ce qui regarde l'état actuel de notre société? Et, en admettant que les causes de cette maladie soient aujourd'hui plus actives, plus générales, quel est le remède à opposer à ce mal pour ne pas laisser les aliénés sans secours et les départements écrasés sous les charges qui leur incombent? Voilà, Messieurs, de bien graves et bien importantes questions; elles tiennent plus qu'on ne pourrait le croire à la question des moyens coërcitifs. Leur examen concis terminera ce rapport déjà si long. Je ne vous demande plus que quelques moments de bienveillante attention.

IX

De l'accroissement des aliénés dans les asiles.

La question de l'augmentation des aliénés a vivement préoccupé les administrateurs de tous les pays. Je vous ai donné, Messieurs, le chiffre effrayant des aliénés qui existent, en Angleterre, en dehors des asiles et des maisons de santé, et qui sont confinés dans les *Work-houses*, dans les prisons ou dans l'intérieur de leurs familles. Il est incontestable que le même accroissement peut être prouvé pour la France, pour l'Allemagne et pour les autres pays européens. La statistique des suicides qui se commettent annuellement en France s'élève à près de trois mille individus de l'un et l'autre sexe, et (ceci est une vérité incontestable) les quatre cinquièmes de ces malheureux sont des aliénés. Dans notre département lui-même, qui est celui de tous après la Seine où l'application de la loi de 1838 se fait de la manière la plus large et la plus généreuse, il n'est pas de jour, à dire vrai, où les journaux de la localité ne signalent un suicide commis sur un point quelconque du territoire de la Seine-Inférieure.

On le voit donc, malgré l'augmentation des aliénés dans les asiles, malgré les plaintes fort injustes, du reste, que quelques administrations ont élevées contre ces établissements eux-mêmes, comme offrant aux familles et aux communes l'irrésistible perspective de se débarrasser de leurs aliénés, les asiles, cependant, sont loin de recueillir la totalité des malades que l'on pourrait soustraire à la mort volontaire, et restituer à la société après les avoir guéris. Il est donc souverainement injuste de supposer que l'augmentation dans le chiffre des aliénés est pour ainsi dire corrélative à la création de nouveaux asiles. Tout ce que l'on peut dire, c'est que, les causes qui produisent la folie étant très-complexes, le nombre des aliénés sera toujours en rapport avec la prédominance de ces causes, et que, dans les contrées où il n'existe pas d'asile, on trouvera en plus grand nombre les aliénés dans les familles, dans les hospices et les prisons, et souvent aussi à l'état de vagabondage. Indiquer un pareil état de choses, c'est signaler les dangers qui en résultent pour la société.

Mais, dira-t-on toujours, le nombre des aliénés augmente donc dans des proportions effrayantes? Cette question si brûlante d'actualité, selon l'expression consacrée, est celle qui, incessamment posée, est toujours incomplétement résolue.

Des causes de l'accroissement des aliénés. — J'ai fait tout un livre pour élargir l'étude des causes spéciales de l'aliénation, en y ajoutant celle des causes des dégénérescences intellectuelles, physiques et morales de l'espèce humaine. Je crois avoir démontré que, si les causes de tant de misères ont existé à toutes les époques, leur puissance actuelle se trouvait accrue, en certains côtés au moins, par la fréquence et la propagation plus grandes des excès alcooliques, par la dévorante activité qui remue toutes les couches de la société, et entraîne les individus vers des destinées nouvelles. L'ambition de parvenir est immodérée, comme on sait, et l'on sacrifie tout aux exigences du luxe et à la satisfaction des appétits matériels.

Ce sont là, sans doute, des causes bien actives de troubles de l'esprit, et de perversion des sentiments. Mais ce qui n'est pas moins constant aujourd'hui, c'est que la population en France a augmenté, et que l'autorité administrative, ayant bien plus de moyens d'investigation pour sonder les plaies du corps social et apprécier l'action des causes des maladies, peut se rendre un compte aussi exact que possible du nombre de ceux qui en sont les victimes.

Comment donc s'étonner si la statistique moderne découvre un aussi grand nombre d'aliénés? Toutefois, malgré l'impossibilité où nous sommes de comparer le nombre des aliénés existant aujourd'hui au nombre probablement considérable, et plus considérable peut-être qu'on ne le pense, de ceux qui existaient autrefois, il est néanmoins facile d'apprécier, jusqu'à un certain point, les différences qui existent entre les maladies mentales actuelles et les maladies mentales des temps passés. Il n'est pas moins facile, en comparant la différence des conditions sociales, de comprendre pourquoi les aliénés sont pour nous un embarras plus grand qu'autrefois.

Des affections mentales dans leurs rapports avec la prédominance des causes existantes. — Il est bien certain qu'à raison même de la prédominance des causes que j'ai alléguées, les affections cérébrales idiopathiques, telles que l'apoplexie, la paralysie générale, le ramollissement cérébral, et toutes les nombreuses variétés de démence que ces lésions entraînent à leur suite, priment de beaucoup les délires des sentiments, qui étaient l'apanage d'une époque moins préoccupée de ses intérêts égoïstiques, et dévorée d'une activité moins grande pour atteindre le but de ses ambitions, et la satisfaction croissante des besoins nouveaux qui nous dévorent aujourd'hui. Il n'est pas moins constant que, sous l'influence de cette suractivité dans les causes que je signale, les dispositions névropathiques chez les individus se propagent sous mille formes diverses, ainsi que le prouve l'étude des transformations héréditaires de mauvaise nature.

Si, donc, il en est ainsi, et l'observation consciencieuse et intime des faits le prouve d'une manière irrécusable, il n'est pas étonnant que l'aliénation mentale se signale plus souvent aussi de nos jours par la débilité intellectuelle native et par des instincts maladifs congénitaux, que par toute autre manifestation pathologique du système nerveux. La seule statistique de nos asiles nous prouve, en effet, que nous avons bien plus souvent affaire à des états dégénératifs irrémédiables qu'à des délires actifs, qui sont l'expression d'un état de souffrance organique curable. Il ne faut pas être surpris davantage que la charité publique soit si fréquemment mise en demeure de pourvoir à de pareilles infirmités que l'on a peine à classer parmi les aliénations mentales, et que la société moderne, à raison des conditions actuelles de son existence, rejette irrévocablement en dehors de son sein.

Aliénés dangereux et non dangereux. Des imbéciles, des idiots, des paralysés. — On peut, je le sais, objecter à ces données de la science, que je ne puis qu'indiquer d'une manière bien abrégée, que la loi de 1838, tout en accordant le bénéfice de ses dispositions aux idiots, aux imbéciles, aux déments de toutes les catégories, n'a prétendu les séquestrer dans les asiles que lorsqu'ils étaient devenus dangereux, et que, jusque-là, les charges de leur traitement, les sacrifices et embarras que nécessite leur surveillance, doivent incomber aux familles de ces malheureux. Je vais répondre à cette objection plus spécieuse que réelle par quelques considérations que je livre à toute la sollicitude de nos administrateurs.

Les aliénés les plus dangereux ne sont pas toujours ceux qui se livrent à de grandes exacerbations délirantes. La plupart des individus qui se vouent à la mort volontaire n'ont pas le plus ordinairement laissé soupçonner leur funeste dessein, et ils n'ont fait de menace à personne. Les imbéciles et les idiots, les dégénérés de toutes les variétés, y compris les crétins, si nombreux dans quelques circonscriptions territoriales de la France, ne passent généralement pas pour dangereux, et, cependant, l'observation journalière ne donne-t-elle pas un démenti à cette opinion? Je me contenterai simplement de citer les instincts érotiques et les propensions au vagabondage de ces êtres malheureux.

Faisons encore remarquer que les conditions sociales dans lesquelles nous vivons actuellement, ne rendent plus aussi faciles, qu'à d'autres époques, les soins que l'on donnait à de pauvres êtres infirmes d'esprit ou de corps. Autrefois il n'était pas rare de rencontrer des familles qui se résignaient facilement à nourrir un imbécile, un idiot, un pauvre d'esprit, comme on disait alors. Les auteurs qui ont écrit sur le crétinisme nous affirment, et le fait est très-exact, que les familles du Valais et d'autres pays soumis à l'endémicité crétineuse, regardaient comme une bénédiction du ciel de posséder un crétin. Mais aujourd'hui le commerce, l'industrie, l'agriculture, emploient l'activité d'une foule d'individus dans des occupations extérieures qui ne leur permettent pas de se consacrer avec la même sollicitude aux soins à donner à des idiots ou imbéciles, à des déments paralysés. Ces soins, si difficiles, si coûteux, sont toujours une grande calamité pour les familles ouvrières qui ne peuvent convenablement surveiller ces sortes de malades et pourvoir à leurs nombreux besoins. Comment donc s'étonner si, de toutes parts, ils affluent vers les asiles et si, d'un autre côté, les grands centres de population, et Paris surtout, deviennent, grâce à la facilité qu'offrent les chemins de fer, le réceptacle où l'on conduit souvent ces sortes d'infirmes, qui sont ultérieurement recueillis par la police et séquestrés dans les asiles (1).

Conclurons-nous maintenant avec quelques hommes compétents qui se sont spécialement occupés de cette difficile et épineuse question hospitalière, que les idiots, les imbéciles, les dégénérés de toutes les variétés, que les aliénés qui ont subi des condamnations, que les déments paralysés doivent être soignés à domicile ou dans des établissements à ce particulièrement consacrés, et qu'il faut à tout prix restreindre les admissions qui compromettent les ressources pécuniaires des villes ou des départements? Sans doute cette conclusion, si elle était admise, aurait, au point de vue administratif, l'avantage d'enrayer, au moins pour un temps, l'encombrement de nos asiles; elle ferait cesser, jusqu'à un certain point, les craintes, les inquiétudes et les récriminations que suscite le chiffre croissant des aliénés dans nos établissements.

Il nous serait bien plus agréable aussi d'offrir des statistiques

(1) A Paris, on amène des départements français et de l'étranger des infirmes imbéciles ou idiots que l'on perd dans les rues.

plus consolantes pour ce qui regarde les aliénés guéris. Mais, encore une fois, que faire devant la loi d'une impérieuse nécessité? Journellement on nous envoie de l'hospice général de cette ville et des petits hôpitaux du département, et même de la prison de Bicêtre, des déments paralysés, des déments séniles, des épileptiques, des idiots ou imbéciles que l'on ne veut pas garder, sous le simple prétexte qu'ils dérangent le repos des autres prisonniers ou malades infirmes, qu'ils sont devenus incommodes, gâteux et difficiles à soigner. L'asile d'aliénés est le refuge vers lequel sont irrésistiblement poussés ces tristes représentants de la décadence ou de la dégénérescence de l'espèce humaine.

Mais je suis obligé de m'en tenir aux observations que j'ai émises et que je ne puis prolonger indéfiniment. J'ai, en ce qui me regarde, longtemps réfléchi sur cette matière à laquelle j'ai consacré un livre tout entier; comme il m'est impossible de traiter à fond dans ce rapport un sujet aussi important, je m'en tiens aux conclusions qui suivent :

Conclusions en ce qui concerne l'augmentation des aliénés. — L'augmentation progressive des aliénés dans nos asiles n'est pas indéfinie, et il arrive un moment, dans l'évolution des causes de détérioration de l'espèce humaine, où le mal est modifié par l'excès même du mal.

Un grand nombre d'individus, congénitalement frappés d'aliénation ou de débilité intellectuelle, disparaissent de la scène du monde en raison de leur peu de viabilité et de l'impossibilité où ils sont de se propager. Un nombre non moins considérable, ce qui est bien triste à dire, épargne à l'administration ses frais de séjour dans les asiles en se vouant à la mort volontaire.

Malgré les sacrifices énormes qui peuvent incomber aux villes et aux départements, par suite de l'admission d'une foule d'idiots, d'imbéciles ou de déments dans nos asiles, il est incontestable, en dehors même des principes d'humanité qui doivent diriger en pareille matière, que la séquestration de ces êtres incommodes ou dangereux est plus dans l'intérêt de la société que si on les laissait en liberté ou à la charge de leurs familles.

L'idée qui a été souvent émise de les placer dans des établissements particuliers augmenterait les frais d'administration, et serait, jusqu'à un certain point, préjudiciable à la science en disséminant les éléments propres à favoriser nos études sur les causes qui produisent l'aliénation et les dégénérescences de l'espèce humaine.

Mais, par la raison même que l'étude de ces causes nous a déjà révélé la prédominance des formes qui se compliquent de paralysie, de démence, et qui constituent les états de débilité congénitale avec production d'instincts plus ou moins dangereux, il est de toute évidence que les nouvelles conditions architecturales de nos asiles doivent, dans l'avenir, être en rapport avec la fréquence plus grande des états dégénératifs que je signale.

Sans compter les économies que ces nouvelles conditions architecturales amèneront, puisque leur caractère sera surtout de répondre aux exigences de la vie rurale, elles tendront encore à assurer plus promptement les divers besoins du service, à établir une démarcation plus tranchée entre des catégories si disparates par leurs instincts, leurs mœurs, leurs habitudes et les dissemblances résultant des lésions différentielles du système nerveux. Elles devront préserver surtout, mieux que cela ne se fait aujourd'hui, les malades pensionnaires du contact des indigents, ce qui est pour les familles un sujet incessant de plaintes, de récriminations et de regrets plus ou moins légitimes.

Lorsqu'il aura été universellement admis que les êtres maladifs dont je parle ne peuvent être soignés à domicile sans imposer aux familles des sacrifices au-dessus de leurs forces, et que, d'un autre côté, il est impossible, sans les plus grands dangers pour ces sortes de malades infirmes et pour la société, de les laisser en liberté, il faudra bien aviser à les placer dans les asiles que chaque département sera tenu de fonder (1).

Cette nécessité est d'autant plus impérieuse que les autres institutions hospitalières repoussent ces sortes de malades et d'infirmes. En présence de ce fait qui augmente dans des proportions insolites le nombre de nos pensionnaires, nous ne pouvons qu'appeler l'attention de l'autorité sur les causes de cette progression et la prier d'aviser aux moyens d'en diminuer les inconvénients.

Ici, Messieurs, je pourrais terminer ce que j'ai à vous dire. J'ai accompli le programme que je vous ai annoncé, et je l'ai même dépassé.

(1) Cette conclusion ne doit pas amener à la croyance de l'extinction progressive des sentiments dans le cœur des parents. Je constate, au contraire, avec bonheur, que journellement nous luttons contre des parents qui voudraient soigner eux-mêmes leurs enfants imbéciles ou idiots, et qui ne peuvent admettre à quel point ces êtres, en apparence inoffensifs, sont néanmoins dangereux.

Après vous avoir exposé les résultats de mon voyage en Angleterre dans le but d'étudier le système du *non-restraint*, j'ai eu à revenir avec vous à l'asile Saint-Yon, à examiner notre situation présente, et à jeter un coup d'œil sur l'avenir qui nous est réservé.

Ce dernier examen m'a entraîné à des considérations sur l'augmentation progressive des aliénés dans nos asiles et sur les inconvénients qui en résultaient dans l'intérêt du classement des malades, et, conséquemment, dans l'intérêt de l'ordre et de la discipline de nos établissements, ainsi que de l'abolition des moyens coërcitifs. J'ai recherché, en outre, si cette augmentation tenait à l'extension de la maladie elle-même, ou à certaines conditions sociales dont il est presque impossible d'éviter les conséquences.

Vous avez pu vous convaincre, qu'en raison de ces conditions sociales, nous voyons affluer vers nos asiles, et cela d'une manière irrésistible, non-seulement les aliénés de chaque département, mais encore tous ces êtres maladifs, infirmes, incommodes ou dangereux, essentiellement incurables, désignés sous les noms de déments, paralysés, idiots, imbéciles, dégénérés de toutes les catégories. Que serait-ce, si j'y ajoutais encore celles des crétins qui foisonnent dans quelques-unes de nos circonscriptions territoriales (1)?

Les considérations que j'ai émises à propos de ce grave état de choses, ne seront pas adoptées par tout le monde, il s'en faut. Elles pourront même donner lieu à bien des objections, puisque, loin de faire entrevoir que les charges des asiles seront diminuées un jour, je prévois qu'elles seront augmentées. Je prouve, en outre, qu'il est nécessaire, dans l'intérêt de la société, que chaque département soit tenu à faire de nouveaux sacrifices et à se bâtir son propre asile, qui devra être non-seulement en rapport avec les cas d'aliénation prévus par la loi, mais avec les variétés de maladies qui existent dans tel ou tel milieu déterminé.

Il me semble toutefois, Messieurs, que le rapport que je vous ai lu serait incomplet si je n'y ajoutais pas une dernière conclusion, qui ressort, du reste, de ce que j'ai eu l'honneur de vous dire dans mon rapport médical; voici comment je m'exprimais :

« Le rôle que le médecin d'aliénés remplit dans chaque asile est bien défini, en ce sens qu'il doit avoir en vue le bien-être et la guéri-

(1) Dans les montagnes des Vosges et du Jura, dans les Hautes et Basses Alpes, dans les Pyrénées, l'Auvergne, les marais de la Sologne, etc.

son des malades qui lui ont été confiés. C'est là son devoir essentiel, son but final, et la réalisation de ses efforts de chaque jour. Mais son rôle, pour être complet, doit encore s'étendre au dehors, et cela dans l'intérêt même des aliénés. Je regarde comme un devoir, pour le médecin d'un asile, de se tenir au courant des progrès qui s'accomplissent dans la sphère de la science et de la pratique, en ce qui tient surtout à la connaissance des maladies nerveuses. Il importe qu'il étudie dans le monde extérieur les causes de l'affaiblissement et de la décadence de l'esprit humain. »

C'est sous l'influence de cette idée que j'adressai à M. le Sénateur-Préfet de la Seine-Inférieure la lettre suivante que je vous livre sans autre commentaire :

Monsieur le Sénateur-Préfet,

La progression toujours croissante des aliénés dans les asiles de la Seine-Inférieure, les inconvénients qui en résultent pour le classement, m'engagent à étudier, ainsi que je l'ai fait pour d'autres départements, les causes de cette augmentation. Je vais avoir l'honneur, Monsieur le sénateur-préfet, de soumettre à votre haute appréciation quelques idées à ce sujet en vous priant de vouloir bien les agréer avec la bienveillance qui vous anime lorsqu'il s'agit des intérêts de la science et de l'humanité.

Je pense d'abord, que pour se rendre compte de l'augmentation progressive de nos aliénés, il importe d'entrer dans l'intimité des causes de l'ordre intellectuel, physique et moral qui provoquent cette triste maladie. L'étude de ces causes ne peut s'effectuer en dehors des moyens que fournit la statistique; et c'est ici, comme je vais avoir l'honneur de vous l'exposer, Monsieur le sénateur-préfet, que le concours et l'appui de l'administration sont indispensables au médecin qui serait chargé d'une pareille mission.

Et, d'abord, pour opérer sur une aussi vaste étendue que le département de la Seine-Inférieure, il importe de procéder avec ordre et méthode. Je pense que si le médecin veut fournir à l'administration des renseignements utiles, il doit étudier successivement, dans les divers arrondissements de la Seine-Inférieure, les causes qui agissent d'une manière funeste sur l'état intellectuel, physique et moral des populations. Ces causes sont différentes, on le conçoit facilement, selon la diversité des industries propres aux habitants de chaque arrondissement. Les populations industrielles sont soumises à d'autres causes perturbatrices de la raison que les populations agricoles; et ces dernières se distinguent, en ce qui regarde leurs habitudes, leurs mœurs, leur tempérament, des populations maritimes de cette même contrée.

La conclusion la plus légitime à laquelle on arrive, en partant de ces principes, est que la plus ou moins grande fréquence de l'aliénation et des diverses dégénérescences de l'espèce humaine en tel ou tel pays, est toujours en rapport avec la fréquence plus ou moins grande aussi des causes perturbatrices de la santé physique et morale des habitants de ce pays. Le programme à suivre pour bien étudier les conséquences de ces causes, peut se résumer dans les questions suivantes :

1° Quelle est la moralité des habitants dans un milieu déterminé? Pour se rendre compte de ce fait, il faut savoir quel est le nombre des enfants illégitimes, celui des attentats contre les personnes et contre les propriétés. Il faut supputer les suicides, l'extension de la prostitution, le chiffre des morts naturelles et accidentelles, etc., etc.

2° Quelle est la nourriture et l'hygiène des habitants? Quelles sont les maladies prédominantes dans tel ou tel milieu? Quelles influences exercent l'industrie et la manière de vivre, la nature du sol et le genre de sa culture sur les habitudes, le tempérament, la moralité et la santé physique des individus? Quels sont les cas les plus fréquents d'exemption à propos de la conscription?

3° Quel est l'état de l'instruction primaire dans chacune de nos communes? Quelles sont, dans ce département, les causes les plus ordinaires d'excitabilité intellectuelle et d'émotions morales?

4° Quelle est surtout la proportion de l'ivrognerie, et dans quelle quantité se consomment les boissons alcooliques? Quelle action cette funeste habitude exerce-t-elle sur la stérilité des femmes, sur le peu de viabilité des enfants, sur le vagabondage, sur la précocité criminelle, sur l'imbécillité et l'idiotie congénitales, etc.?

Telles sont, Monsieur le Sénateur-Préfet, les questions principales qu'il serait nécessaire d'aborder, et pour la solution desquelles le conseil d'hygiène et de salubrité pourrait déjà fournir des documents utiles. Les archives départementale et municipale donneront aussi des indications précieuses. Toutefois il est des faits qu'il importe d'étudier dans les milieux mêmes où ils se produisent. Il est nécessaire, dans bien des cas, de pénétrer dans l'intérieur des familles, de voir de près la manière de vivre des habitants d'une localité, de se mettre au courant de leur hygiène physique et morale. C'est là, on le comprend facilement, une mission délicate et qui ne peut être convenablement remplie que sous le patronage de l'autorité. Je ne crois pas que l'on puisse parvenir autrement à faire la statistique morale de cet important département, et à fournir ainsi à l'autorité des documents utiles sur les causes de l'augmentation des aliénés, et sur les moyens hygiéniques et prophylactiques les plus propres à prévenir une aussi grande infirmité.

J'ai l'honneur, etc.

Monsieur le Sénateur-Préfet a bien voulu, comme vous le pensez, Messieurs, répondre favorablement à ma demande et mettre à ma disposition tous les documents propres à favoriser ces recherches.

Est-il besoin d'ajouter que le mouvement social actuel est dans le sens des études dont je signale l'opportunité, ainsi que de l'application des remèdes qu'il s'agirait d'y apporter? Je n'en veux d'autres preuves que les dernières et importantes mesures prises par le gouvernement français pour l'amélioration de tous les intérêts qui se rattachent à l'agriculture, à l'hygiène publique des populations, ainsi qu'à la satisfaction de leurs intérêts intellectuels et moraux.

Ces mesures constituent précisément cette hygiène prophylactique que je voudrais voir inaugurer largement pour prévenir l'extension indéfinie de la folie, celle de toutes les dégénérescences de l'espèce humaine, ainsi que l'accroissement incessant des aliénés dans nos asiles.

Toutes ces choses si désirables seront obtenues par la vive impulsion que nous donnerons à la question scientifique. C'est par elle que nous parviendrons à réaliser les perfectionnements dont l'application fait le sujet de ce travail; c'est par elle surtout que nous arriverons à l'abolition radicale de tous moyens coërcitifs dans le traitement des aliénés.

Cette dernière considération est de nature à nous encourager dans la difficile et pénible mission qui nous incombe de soigner les plus tristes infirmités de notre nature. Elle portera les médecins aliénistes, lorsqu'ils y seront conviés par une voix plus prépondérante que la mienne, à agrandir le cercle de leurs études et conséquemment la sphère de leur action. Tout le monde conviendra que leurs connaissances spéciales augmentent l'importance de leurs fonctions et ne les mettent à même de rendre à la société les plus éminents services.

MOREL,

Médecin en chef de l'Asile de Saint-Yon.

TABLE DES MATIÈRES

FIN DE LA TABLE.

Corbeil, typographie et stéréotypie de Crété.

www.ingramcontent.com/pod-product-compliance
Ingram Content Group UK Ltd.
Pitfield, Milton Keynes, MK11 3LW, UK
UKHW021110200726
13857UKWH00003B/1172

9 782012 894815